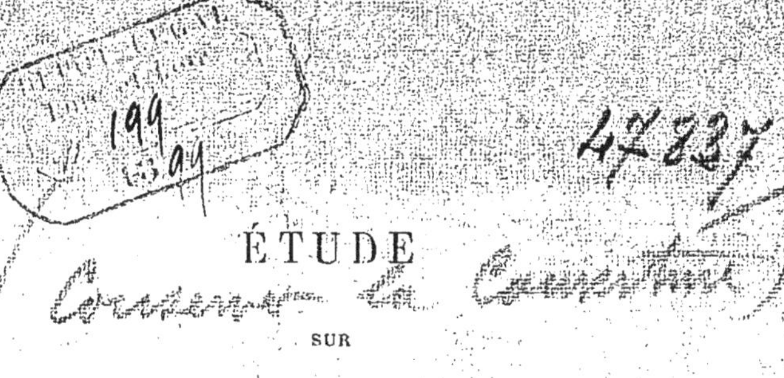

# ÉTUDE

SUR

# LE TRAITEMENT DES ALIÉNÉS AGITÉS

PAR

# LE REPOS AU LIT

PAR

**Le Dr Gustave POCHON**

ANCIEN EXTERNE DES HOPITAUX (MÉDAILLE DE BRONZE)
INTERNE DES ASILES DE LA SEINE

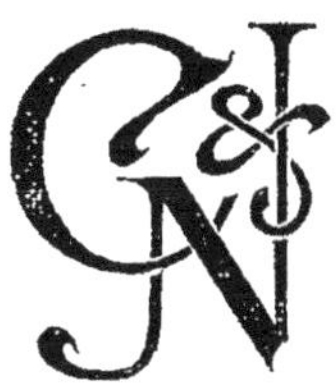

PARIS
GEORGES CARRÉ ET C. NAUD, ÉDITEURS
3, RUE RACINE, 3

1899

ÉTUDE

SUR

# LE TRAITEMENT DES ALIÉNÉS AGITÉS

PAR

## LE REPOS AU LIT

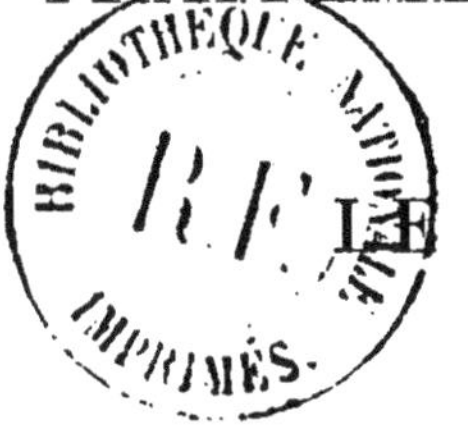


PAR

**Le Dr Gustave POCHON**
ANCIEN EXTERNE DES HOPITAUX (MÉDAILLE DE BRONZE)
INTERNE DES ASILES DE LA SEINE

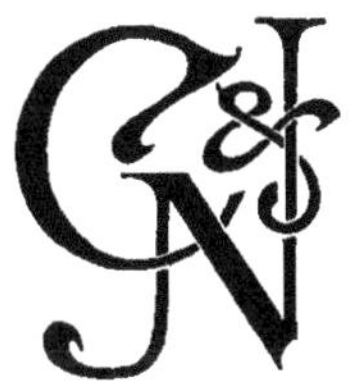

PARIS
GEORGES CARRÉ ET C. NAUD, ÉDITEURS
3, RUE RACINE, 3

1899

A MES PARENTS

*Témoignage de profonde affection.*

A MON MAITRE

M. LE D^r^ MAGNAN

A MON MAITRE

M. LE P^r^ JOFFROY

A MON PRÉSIDENT DE THÈSE

M. LE P^r^ DEBOVE

# AVANT-PROPOS

*Pendant notre année d'internat (fév. 98-fév. 99) passée chez notre vénéré maître* M. Magnan, *nous avons eu l'occasion de voir appliquer systématiquement le traitement des psychoses aiguës par le repos au lit. C'est dans ce service, à l'enseignement si fertile, que nous avons puisé les principaux documents de ce travail. Nous prions* M. Magnan *de bien vouloir en agréer le modeste hommage.*

*Depuis, nous avons l'honneur d'être l'interne de M. le* P^r^ Joffroy. *Grâce aux cliniques savantes du maître et à ses entretiens quotidiens nous avons pu augmenter nos connaissances psychiatriques et c'est avec un sentiment de profonde reconnaissance que nous remercions ici notre maître, M. le* P^r^ Joffroy, *de son accueil bienveillant et de son précieux enseignement.*

*Remontant au début de nos études médicales, nous nous reportons avec plaisir et avec reconnaissance vers nos premiers maîtres de l'école de Rouen. Que* M. Olivier, *professeur de clinique médicale, qui le premier nous initia à la clinique interne, reçoive le témoignage de notre affectueuse gratitude pour ses leçons pratiques au lit du malade. Que*

M. Pételt, *chirurgien de l'Hôtel-Dieu, nous permette aussi de le remercier vivement de son excellent enseignement de la clinique externe.*

*Pendant notre externat à Paris, nous avons reçu de* M. Lebreton *et de* M. Moizard, *aux Enfants-Malades, de* M. Besnier *et de* M. Darier, *à Saint-Louis, de* M. Petit, *à la Pitié un accueil très bienveillant et un enseignement toujours profitable dont nous leur sommes profondément reconnaissant.*

*C'est à l'asile de Villejuif que nous avons commencé nos études d'aliénation mentale. Successivement interne de* M. Briand *et de* M. Toulouse *qui nous ont initié aux premières difficultés de l'étude des maladies mentales et que nous remercions vivement de leur enseignement et de leurs témoignages de sympathie, nous nous trouvions ainsi préparé à l'enseignement des deux grands maîtres de l'aliénation mentale,* M. Magnan *et M. le* Pr Joffroy.

*M. le Pr* Debove *a bien voulu nous faire l'honneur de présider notre thèse. Nous l'en remercions respectueusement.*

# INTRODUCTION

Celui qui a vu dans l'un quelconque de nos asiles le quartier des agités avec sa cour, ses salles de réunion, ses cellules, où tout est désordre, tumulte, où tout offre un aspect répugnant et qui, de là, est passé dans un quartier d'alitement, véritable salle d'hôpital, n'a pu hésiter un instant à reconnaître l'immense progrès accompli dans l'assistance des aliénés.

Le traitement des psychoses aiguës par le repos au lit est bien, en effet, depuis le « no-restraint », le plus grand progrès accompli dans l'assistance des aliénés. Cette nouvelle méthode entraînera avec elle la réforme des asiles. Déjà, en Allemagne, on voit se substituer aux asiles-prisons les asiles-colonies : l'asile est réservé aux malades aigus traités par le repos au lit, et à ceux qui ne peuvent sans danger pour eux ou pour les autres jouir de toute liberté ; la colonie ouverte est réservée aux aliénés chroniques inoffensifs, qui peuvent ainsi vivre et travailler librement.

Le repos au lit est toujours indiqué dans toutes les psychoses aiguës et dans tous les états aigus épisodiques au cours de maladies mentales chroniques. Le lit est un moyen thérapeutique et aussi un moyen de surveillance, comme nous essaierons de le montrer dans cette étude.

Et cependant, malgré tous ces avantages, que nous faisons simplement entrevoir, l'alitement des aliénés aigus est encore une question discutée en France. Elle est inscrite au programme de la section de psychiatrie du congrès international qui doit se tenir à Paris, en 1900.

C'est ce qui nous a poussé à entreprendre ce travail. Si, parmi les aliénés aigus, nous n'avons envisagé que es agités, c'est que d'eux surtout dépend le succès du nouveau mode de traitement.

L'objection capitale que l'on adresse au traitement des aliénés par le repos au lit est son impossibilité. Nous ne pouvions mieux attaquer de front cette objection qu'en prenant l'étude du traitement chez les agités.

Dans un premier chapitre, nous avons esquissé l'historique du traitement par le repos au lit. Notre ami, le Dr Lalanne (de Maréville), en nous communiquant l'historique d'un travail inédit : « L'alitement dans les psychoses », fait en collaboration avec le Dr Cololian, et récompensé par l'Académie de médecine, nous a facilité notre besogne et a droit à tous nos remercîments.

Puis nous avons brièvement exposé les conditions de nos observations et donné, par des chiffres, une première notion générale sur la possibilité d'aliter les aliénés agités.

Nous avons enfin analysé les résultats du traitement. Nous avons, pour cette analyse, groupé les agités suivant la nature de leur agitation.

Dans chaque groupe d'agités nous avons examiné la possibilité du traitement, nous avons recherché si le traitement était indiqué, si ses avantages étaient supérieurs à ses inconvénients, si enfin ce traitement devait supplanter tous les autres.

Deux des observations que nous publions proviennent du service de M. le Pr Joffroy.

Toutes les autres proviennent du service de M. Magnan, où elles ont été recueillies dans la division des hommes par nous-même, et dans la division des femmes par notre excellent ami et collègue, le Dr Truelle que nous remercions cordialement de sa collaboration.

---

## HISTORIQUE

Le traitement des psychoses aiguës par le repos au lit n'a été appliqué que tout récemment en France, et c'est à M. Magnan que nous devons cette innovation.

Alors qu'à l'étranger et surtout en Allemagne ce nouveau mode de traitement faisait depuis plus de trente ans l'objet de nombreux travaux, de discussions dans les Congrès, en France, il n'en était pas question. Nous en restions toujours, comme dit M. Sérieux avec un peu d'humeur, à ces « renfermeries de fous où tout : discipline uniforme, murs élevés, grilles, barreaux, sauts-de-loup et camisoles, où tout fait sentir la présence d'un geôlier ingénieux alors que si rarement apparaît l'intervention du médecin. » Dans nos asiles, où chaque médecin a trop de malades pour pouvoir les connaître, les soucis administratifs passaient avant les soucis médicaux.

Le traitement des maladies mentales a évolué avec une lenteur remarquable. On a mis un siècle à s'apercevoir que les états aigus d'aliénation pouvaient être traités comme toutes les autres maladies aiguës.

Et pourtant, il y a cent ans, Philippe Pinel avait nettement tracé la voie. Lui, qui le premier soigna les aliénés, en faisant d'abord tomber leurs chaînes, « cette admirable invention pour perpétuer la fureur des maniaques », avait déjà compris les conditions du traitement. Quand il introduisit dans la thérapeutique la camisole de force, cette amélioration considérable pour l'époque, il ne s'en dissimulait déjà pas les inconvénients. Ce n'était pour lui qu'un pis-aller. Ne dit-il pas, en effet, en parlant de la camisole : « ce moyen de contrainte doit être passager pour éviter les effets d'une colère concentrée ». Cependant ses successeurs ne virent pas l'extension que l'on pouvait donner à ses principes. Ils n'allèrent pas plus loin et usèrent encore de moyens de contrainte ridicules et barbares.

Quarante ans après Pinel, se fit en Angleterre un grand progrès dans le traitement des aliénés par l'application du « no-restraint », institué par Gardiner Hill (1837) et Conolly (1839). La base de ce traitement était la suppression de tous les moyens mécaniques de contention, en particulier de la camisole de force et de tous ces instruments extraordinaires : cage d'osier de Charenton, armoire de répression, sac de toile cirée, masque de répression, fauteuil de coërcition, roue mobile analogue aux cages des écureuils, machines rotatoires, etc.

Si tous ces derniers moyens répressifs avaient été de bonne heure supprimés en France, il n'en était pas de même de la camisole. Ce fut M. Magnan qui, le premier, la supprima, en 1867. Il est inutile de rappeler combien M. Magnan eut de peine à faire accepter cette amélioration. Le procès de la camisole n'est plus à faire aujourd'hui, aussi bien nous sortirions de notre sujet.

Après ces deux grandes étapes de la thérapeutique des maladies mentales marquées, la première par le nom de PHILIPPE PINEL, la seconde par les noms de GARDINER HILL et de CONOLLY, en Angleterre, et de M. MAGNAN, en France, nous arrivons à la troisième phase du traitement des aliénés, le traitement par le repos au lit qui sera désormais la base du traitement des états aigus d'aliénation.

Ce n'est pas d'emblée qu'on en vint à traiter tous les états aigus d'aliénation mentale par le repos au lit. Cette nouvelle méthode ne pouvait s'établir qu'après des tâtonnements. N'était-il pas paradoxal de coucher un maniaque? Bien des sourires ironiques durent accueillir les premiers médecins qui parlèrent de cette innovation.

On alita d'abord les mélancoliques. On pensait ainsi combattre leurs troubles nutritifs, circulatoires, vaso-moteurs, etc. C'est à GUISLAIN (de Gand) (1852) qu'en revient l'honneur.

« On ne saurait s'imaginer, dit-il, combien le décubitus prolongé facilite chez les aliénés le retour au calme. »

HAGEN, en 1853, est d'avis aussi que tous les mélancoliques, sans exception, même ceux qui sont agités, doivent être couchés.

SCHLAGER, à Vienne (1861), GRIESINGER (1861), KOEPPE (de Nietleben) alitent également les mélancoliques.

Ces médecins furent entendus et, de tous côtés, surtout en Allemagne, on commença à faire bénéficier les mélancoliques de cette nouvelle méthode.

En France, J.-P. Falret nous paraît être alors le seul médecin qui ait envisagé la question. Il écrit en 1864 : « Dans certains états maniaques aigus semi-fébriles, de même que dans les états mélancoliques caractérisés par un profond sentiment de lassitude et une prostration physique et morale poussés à l'extrême, nous partageons complètement l'avis de notre si regretté confrère le Dr Guislain, et nous conseillons le séjour au lit de ces malades, au lieu de les laisser circuler en plein air comme les autres aliénés. Il faut poser en principe que ces aliénés, soit maniaques, soit mélancoliques, doivent être maintenus au lit pendant certaines périodes de leur affection, considérés comme malades physiquement et soignés à l'infirmerie comme des fébricitants. »

Un premier pas était fait. Il était admis que l'on pouvait traiter les mélancoliques au lit. J.-P. Falret est même d'avis en 1864 qu'on peut traiter par le même moyen « certains états maniaques aigus semi-fébriles. » Mais on ne parle pas encore de cas d'agitation véritable traitée au lit. Les états maniaques dont parle J. P. Falret n'étaient en effet que des cas de manie légère.

Nous ne saurions assurer qui le premier appliqua systématiquement le repos au lit chez les agités. Cependant, quoique Brosius nous montre Conolly traitant certaines psychoses aiguës (états maniaques) par le lit, nous pouvons affirmer que c'est à Ludwig Meyer et à Brosius que revient le mérite d'avoir érigé en système le « bettbehandlung », le traitement de tous les aliénés aigus par le repos au lit.

Pour instituer cette nouvelle méthode, ils se basaient principalement sur les troubles somatiques, de jour en jour mieux observés, que l'on rencontre chez les agités et d'une façon générale chez tous les aliénés aigus. C'était, en somme, faire pour les agités les mêmes remarques que pour les mélancoliques. Mais chez les mélancoliques, la constatation des troubles somatiques s'imposait davantage et, comme d'autre part, l'alitement était pour eux plus facile, il était naturel qu'on eût commencé par eux.

C'est à Hambourg, en 1860, que Ludwig Meyer inaugura le « bettbehandlung ». Il en continua l'application à Göttingen en 1866, puis à Marbourg en 1877. Il a publié jusque dans ces derniers temps de nombreux articles sur ce sujet. Ses élèves Rabow et Flersheim ont également contribué à vulgariser la méthode.

De son côté Brosius, dès 1862, se montre un ardent partisan du traitement au lit, publie articles sur articles. Il expérimente le nouveau traitement d'abord à la maison de santé Bendorf, près Coblentz ; puis, en 1879, à l'hôpital civil de Bâle.

L'impulsion une fois donnée, nous voyons de tous côtés en Allemagne des tentatives heureuses. C'est Snell à Hildesheim en 1871, c'est Eschenburg (1874-1878) à Lübeck, c'est Scholtz à Brême en 1879 et bien d'autres. Fürstner (de Stéphansfeld) en 1878, recommande le repos au lit pour tous les alcooliques dès leur entrée à l'asile. Notons, pour être impartial, que Hergt (d'Illenau) en 1877 est en partie hostile au système. Pour lui, le traitement ne convient qu'aux mélancoliques seuls et encore est-il d'avis qu'on doit les attacher au lit dans les cas d'anxiété extrême.

Albrecht Paetz inaugure l'alitement à Alt-Scherbitz en 1880, Roller à Johannisberg près Kaiserwerth en 1883.

A partir de l'année 1885 la question de l'alitement revient dans presque tous les congrès psychiatriques allemands. Ce n'est plus la période de tâtonnements. On discute l'organisation des quartiers de surveillance « Wachabtheilungen » dont le principe avait été exposé par Parchappe en 1853.

Dans ces quartiers de surveillance l'on couchera provisoirement tous les aliénés à leur admission. On gardera au lit tous les aliénés aigus. Les autres seront répartis soit dans d'autres quartiers de surveillance, soit dans des colonies.

Sans trop sortir de notre sujet, nous pouvons dire que déjà l'on envisage les conséquences du nouveau traitement, que déjà l'on parle des asiles-hôpitaux, des asiles-colonies. En effet, le système de l'open-door, le système des asiles à portes ouvertes, innové en Écosse, se trouve admirablement complété par le système de l'alitement et des quartiers de surveillance. C'est par l'application de ces deux systèmes que Paetz a créé son asile-colonie d'Alt-Scherbitz qui « réalise à nos yeux le type de l'établissement d'aliénés moderne » (Sérieux). Cet asile-colonie se compose de deux parties bien distinctes : la colonie où l'on applique le système de l'open-door et l'asile proprement dit où sont traités au lit les malades atteints de psychoses aiguës et surveillés ceux qui ne peuvent sans danger pour eux ou pour les autres jouir de la vie en liberté. D'autres asiles construits en Allemagne sur le même plan qu'Alt-

Scherbitz (Nietleben, Untergoltzch, Gabersee, Wühlgarten) montrent la faveur dont jouissent ces nouvelles méthodes.

Il ne faudrait pas cependant s'imaginer qu'en 1885, en Allemagne tous les asiles aient pratiqué l'alitement systématique. De semblables réformes ne se généralisent pas aussi vite et même à l'heure actuelle nous ne saurions affirmer qu'il en fût ainsi. Mais toutefois nous devons ajouter que, dès cette époque, même dans les asiles où les nouvelles méthodes ne sont pas encore appliquées, on ne discute plus sur le non-restraint partout mis en pratique. M. Sérieux dit qu'au cours de ses visites dans un grand nombre d'asiles publics allemands il n'a jamais vu un seul malade revêtu de la camisole. En pourrions-nous dire autant en France ? Non, assurément.

Si, maintenant, nous voulions suivre pas à pas l'évolution de l'alitement à partir de 1885, il nous faudrait citer la plupart des aliénistes allemands, nous serions amené à des redites fatigantes. Nous préférons renvoyer à la bibliographie. De toutes les nombreuses publications nous essayerons de dégager les avantages et les inconvénients de la méthode.

Il est quelques noms cependant que nous ne pouvons passer sous silence. Ce sont ceux de von Gudden (de Munich), de Flechsig (de Leipzig), de Bartels (de Johannisberg), d'Alter et de Clemens Neisser (de Leubus, en Silésie). Ces deux derniers auteurs nous donnent par des chiffres une idée de l'application du traitement à l'asile de Leubus en 1889-90. Sur 209 malades présents, la répartition s'établit ainsi :

Soumis au trait[t] au lit d'une façon permanente. 57,6 p. 100
— — intermittente. 10,6 p. 100
Travailleurs . . . . . . . . . . . . 31,4 p. 100
Isolés . . . . . . . . . . . . . . . 1,4 p. 100

Citons encore Hebold (de Sorau), Neuendorff, Otto Klinke (de Tost, en Silésie), Kraepelin (de Heidelberg), Sioli (de Heidelberg), Rieger, Wattenberg (de Lübeck), Karl Heilbronner (de Breslau), Dehio (de Lauenberg), Hoppe (d'Allemberg).

Examinons donc les résultats que nous donnent tous ces auteurs.

Le lit, dit Hebold, est un moyen thérapeutique et un moyen de surveillance.

Comme moyen thérapeutique, le lit peut être envisagé à deux points de vue : il agit en effet à la fois sur l'état physique et sur l'état mental.

Tous les auteurs sont unanimes à reconnaître l'action bienfaisante du lit sur l'état physique. Ils notent particulièrement son efficacité sur les troubles circulatoires et vaso-moteurs (faiblesse et irrégularité du pouls, cyanose et œdèmes des extrémités), sur les troubles digestifs, sur les troubles des fonctions de la peau qui de sèche qu'elle était devient moite et souple grâce à la tiédeur du lit. Les états fébriles que l'on observe si souvent au cours des états maniaques ou mélancoliques s'atténuent assez rapidement.

L'état mental se ressent des améliorations de l'état physique. « L'activité physique fatigue l'organe psychique » a démontré Kraepelin. Donc le repos du corps sera le repos de l'esprit.

La circulation se fait plus facilement grâce à la position horizontale, le cerveau est mieux irrigué, mieux nourri. Cette remarque fut une de celles qui conduisirent à aliter les mélancoliques, dans l'espoir de combattre leur anémie cérébrale. Mais si le lit donne d'heureux résultats dans les états d'anémie cérébrale il en est de même dans les états congestifs. « Le séjour au lit, dit HEBOLD, dissipe rapidement des attaques congestives qui chez les paralytiques généraux eussent pu être promptement mortelles. »

Par le repos au lit, on combat mieux l'insomnie que par tout autre moyen. Quelques jours après leur entrée, les maniaques habitués au lit ont quelques heures de sommeil et ce sommeil dans un lit est bien autrement réparateur que le sommeil dans une cellule, le plus souvent sur le plancher.

Dormant mieux, n'ayant plus de fatigues physiques les malades ont moins rarement de faiblesses, de ces épuisements qui sont souvent cause d'hallucinations et qui peuvent peut-être entraîner la chronicité.

Toujours grâce au lit les sensations et partant les réactions motrices sont réduites au minimum. Les froissements et les taquineries entre malades, auxquels sont particulièrement sensibles les mélancoliques dont ils exagèrent la douleur morale déjà si pénible, sont en partie évités.

Comme moyen de surveillance, l'alitement se montre infiniment supérieur aux salles de réunion dont nous avons tous vu le désordre, le tumulte et les accidents de toutes sortes. Mis par petits dortoirs les malades sont plus facilement surveillés que dans des cellules ; tous leurs actes sont vus et l'infirmier peut intervenir aussitôt. Les accès de fureur, les violences et tous les accidents qui en peuvent résulter sont beaucoup plus rares. Les tentatives de suicide sont rendues presque impossibles.

Enfin il est un dernier avantage que tous les auteurs signalent : c'est la possibilité de faire un examen somatique complet des malades. Autrefois, la méfiance et la résistance des malades, qu'il fallait déshabiller, rendaient cet examen si difficile que le plus souvent on y renonçait.

Mais dira-t-on, l'alitement est donc la panacée des aliénés ? L'alitement est-il donc toujours possible ? Les cellules doivent-elles être supprimées ?

Voyons ce que répondent les aliénistes allemands à ces objections :

Pour Scholz, Rieger, Wattemberg et autres, l'alitement est toujours possible et il ne faut plus de cellules. La cellule est le dernier vestige du système coercitif, dit Scholz. Plus de cellules ni de narcotiques, dit Hoppe. Wattemberg déclare que dans les cas d'agitation extrême on peut mettre (et cela pour le moins de temps possible) le malade, non en cellule, mais dans une chambre qui restera ouverte et on placera auprès de lui deux infirmiers. Que cet auteur nous permette de le trouver bien optimiste ! Nous ne savons exactement ce qu'il appelle des cas d'agitation extrême, mais, pour notre compte, nous avons pu voir, chez M. Magnan, quelques malades, rares à la vérité, que nous ne pouvons absolument pas nous représenter dans une chambre ouverte avec deux infirmiers.

A côté de ces auteurs enthousiastes, d'autres médecins, qui tous reconnaissent l'excellence du traitement au lit, font cependant des réserves sur sa possibilité et sur ses difficultés dans certains cas (Alter, Hebold, Neuendorff et quelques autres). Neuendorff s'étonne qu'on obtienne par le lit de bons résultats chez les paralytiques généraux et les maniaques. Hébold, après avoir reconnu que par l'alitement on diminue la violence des malades en les tranquillisant au lieu de les mettre en cellules, ajoute : « il n'y a pas lieu de généraliser l'emploi de ce système. Tantôt il est préférable à l'emploi de la cellule, tantôt celle-ci est supérieure à l'alitement forcé. Il y a des malades qui, même au lit, ne pouvant ni reposer ni se calmer à cause du bruit fait autour d'eux par les voisins, demeurent réfractaires aux bains et aux médicaments, tandis que l'isolement fait merveille. »

Kraepelin, Paetz, Otto Klinke, tous partisans convaincus de l'alitement, en montrent cependant les difficultés chez certains malades, mélancoliques anxieux, malades à idées de possession, etc.

Les aliénistes qui reconnaissent la nécessité d'isoler encore certains agités remplacent les cellules par des chambres à fenêtres et portes vitrées avec glaces incassables. Ils cherchent, dans l'aménagement de ces chambres à éviter tout ce qui peut être de nature à inquiéter les malades, tout ce qui peut leur faire croire qu'on a peur d'eux et qu'on s'en défend.

On discute encore pour savoir si dans les salles où l'on pratique l'alitement continu, l'on doit mettre les agités et les tranquilles ensemble. Hebold couche pêle-mêle les maniaques avec les tranquilles, principalement avec les gâteux, d'abord pour utiliser des gardiens communs et en outre pour éviter le rapprochement de plusieurs agités. PAETZ procède de la même façon et d'une manière générale ce mode de faire est admis.

Enfin, signale-t-on des inconvénients de la méthode ? Non, ou du moins ceux que l'on signale, constipation, habitudes de masturbation, sont si peu graves et si faciles à combattre qu'ils méritent à peine d'être notés.

Il y a cependant une objection administrative qui a été soulevée de différents côtés, surtout par les médecins de l'étranger qui n'ont pas pratiqué l'alitement : c'est la question de l'augmentation du personnel. La plupart des médecins qui ont pratiqué l'alitement ont été obligés d'avoir recours à un personnel plus nombreux. WATTEMBERG et CLEMENS NEISSER disent toutefois qu'ils n'ont pas eu besoin de cette augmentation, le personnel des quartiers cellulaires étant devenu le personnel du quartier d'alitement. PAETZ qui, dans la question qui nous occupe, a une compétence particulière, dit que dans le quartier d'isolement sera constamment présent un médecin ou un employé supérieur du personnel qui y habitera. On disposera de trois gardiens par vingt malades, sans compter deux gardiens du service commun qui en assureront la veille.

Telles sont les considérations que nous avons pu dégager des différentes publications allemandes sur l'alitement. L'alitement est maintenant presque partout en Allemagne la base du traitement des psychoses aiguës. Les aliénés y ont conquis la dignité de malades ordinaires et désormais pourront y être traités comme tels.

Et maintenant, jetons un regard rapide sur les asiles des autres pays d'Europe et sur ceux des États-Unis d'Amérique et voyons l'accueil fait à la nouvelle méthode de traitement des aliénés.

C'est en Suisse que l'alitement s'est d'abord propagé. Mais il faut dire que beaucoup de médecins des asiles suisses sont recrutés en Allemagne et qu'ainsi la Suisse, au point de vue psychiatrique, est en partie une annexe de l'Allemagne. C'est ainsi que nous y retrouvons Rabow, ancien assistant de Ludwig Meyer, à Göttingen, pratiquant à son tour l'alitement en 1876, à Bois-de-Céry (près Lausanne), que nous retrouvons aussi Brosius à Bâle, en 1880. Quelques autres aliénistes, tels que Burckardt (à Préfargier, près Neufchâtel), en 1882, pratiquent aussi l'alitement.

En Autriche, un seul auteur, Krayatch (de Kierling-Gugging, Basse-Autriche), en 1895, nous paraît avoir appliqué l'alitement. Il a obtenu, dit-il, d'excellents résultats. Mais il n'a opéré que sur un petit nombre de malades (42) et il lui a fallu un infirmier pour 4 malades. Le Pr Krafft-Ebing, qui considère le nouveau mode de traitement comme la prescription médicale la plus importante et la plus bienfaisante, ne l'applique cependant pas à Vienne, dans son immense service où défilent tous les aliénés de Vienne et de la Basse-Autriche.

Dans les Pays-Bas, en Espagne et dans tous les pays où l'on en est encore au régime des congrégations religieuses, il n'est pas question du traitement au lit ni d'ailleurs d'aucun autre progrès.

En Russie, ce ne fut qu'à partir de l'année 1864, quand Alexandre II, le « tzar libérateur », eut donné aux provinces une administration autonome (zemstwos), que les malades et les aliénés furent vraiment assistés. Il fallut construire des asiles ou reconstruire les asiles trop défectueux qui existaient déjà. Mais comme pour ces travaux l'on s'en rapporta aux médecins, et que ceux-ci s'inspirèrent des progrès réalisés à l'étranger, surtout en Allemagne, l'assistance des aliénés en Russie fit de rapides progrès. Le non-restraint fut établi d'emblée. Mais ce n'est qu'en 1892 que nous voyons les premières tentatives de traitement par le repos au lit. L'initiative en est due à Timoféieff, médecin-directeur à l'asile d'Alexandre III (près Saint-Pétersbourg). Timoféieff, qui pratique l'alitement dans de petits dortoirs de quatre à cinq lits, dit en 1896, après quatre années d'expérience, que les psychoses ainsi traitées ont une durée moindre et un pronostic plus favorable.

Liewtschatkin, médecin du même asile, ne fut pas convaincu de l'efficacité du traitement. Il signale les côtés favorables de la méthode, l'aspect agréable et l'ordre de la section, une meilleure surveillance. Mais il ne peut dire si la méthode abrège la durée des psychoses et il insiste sur les difficultés que l'on éprouve à maintenir les maniaques au lit. Il faut, dit-il, pour les y maintenir, trois à cinq infirmiers et on a grand'peine à éviter les accidents traumatiques. Nous ne pouvons laisser passer cette remarque sans dire que le résultat de nos observations est tout à fait inverse. Parmi les agités, ce sont les maniaques, les maniaques simples, qui se sont le plus facilement habitués au lit. Pour aucun d'eux nous n'avons eu de mesures spéciales à prendre.

En dehors de l'asile Alexandre III, nous voyons encore pratiquer l'alitement à Saint-Pétersbourg, à la clinique de l'Académie militaire. Là, c'est le Pr Bechterew et ses deux assistants, Trapeznikow et Ossipow, qui appliquent la nouvelle méthode en 1896. D'après eux, bien que les indications ne soient pas encore bien établies, on peut dire dès maintenant que trois catégories de malades sont justiciables de cette méthode : 1° les agités ; 2° les déprimés ; 3° les épuisés et les faibles.

A Moscou l'alitement est pratiqué depuis 1895 à l'hôpital de Préobragenskoié et à la clinique de psychiatrie de l'Université de Moscou. A l'hôpital de Préobragenskoié, une chambre de six lits dans chacune des divisions, hommes et femmes, sert de quartier d'admission. Ces deux chambres sont suffisantes pour faire le traitement par le repos au lit.

A la clinique, c'est le Pr Korssakoff et ses élèves Bernstein et Rybakoff, qui ont inauguré la méthode en 1895-96. Leurs résultats furent très satisfaisants. Mais Bernstein fait cependant observer que l'enthousiasme des propagateurs du principe du séjour au lit va peut-être un peu trop loin. « Les propagateurs du principe du séjour au lit, dit-il, le regardent comme une panacée et le prêchent ardemment dans les proportions les plus larges, au détriment des autres principes bien acceptés de la thérapeutique mentale. Cette exagération passionnée est bien excusable ; car l'idée nouvelle est d'autant plus séduisante qu'appliquée à la vie pratique, elle fait disparaître, comme dans un conte de fées, la « fosse aux fous » avec ses particularités spécifiques, pour la remplacer par un hôpital du type moderne des hôpitaux ordinaires. Mais ce principe ne doit pas faire oublier cet autre : chaque mesure médicale doit être adaptée aux propriétés individuelles du malade : l'air frais des promenades, le travail dans les ateliers, etc., ont bien aussi leurs indications indiscutables. »

Parmi les autres asiles russes nous ne voyons que l'asile d'Ekaterinoslaw où l'alitement soit appliqué. Gowséieff, médecin en chef de cet asile a pu maintenir tous ses agités au lit. Dans le cours de l'année 1895, il n'eut recours à l'isolement qu'une seule fois, pendant vingt-quatre heures pour un hydrophobique (?).

En Angleterre, pays de Conolly, on se montre en général peu partisan du système. Voilà, disent Rayner, Yellowlees, Andriczen, Savage, qu'après avoir vanté le travail des champs, on propose maintenant de faire de l'asile un hôpital et de tout sacrifier au traitement au lit ! Il nous semble que ces auteurs n'interprètent pas exactement la pensée des partisans du séjour au lit. Il n'est pas question de coucher tous les aliénés, il n'est pas question non plus de supprimer les travaux dans les champs. Il s'agit simplement de faire bénéficier du repos au lit tous les aliénés aigus comme les malades aigus ordinaires et de donner au contraire la plus grande liberté, le plus d'exercice possibles à tous les aliénés chroniques. Il s'agit en un mot de transformer nos asiles-prisons en asiles-hôpitaux, en asiles-colonies, comme Paetz, le premier, le fit à Alt-Scherbitz.

Il y a à peine un an, deux aliénistes anglais ont émis sur le traitement par le séjour au lit des opinions nettement opposées. T.-S. Clouston range le séjour au lit parmi les moyens de contrainte et se déclare partisan de l'exercice chez tous les aliénés, excepté dans les cas suivants : 1° folies puerpérales : 2° sujets chétifs et neurasthéniques ; 3° vieillards : 4° paralytiques ; 5° individus fatigués jusqu'à ce que la fatigue ait disparu ; 6° ceux dont le cerveau est dans des conditions de sensibilité et d'impressionnabilité anormales. J. Batty Tuke, au contraire, soutient qu'aux troubles mentaux sont associés des désordres physiques, qu'en conséquence l'aliéné (dans la phase aiguë) est un sujet d'hôpital et doit être traité selon les principes de l'assistance hospitalière.

Ces deux auteurs, si manifestement en contradiction, traiteront cependant presque tous les états aigus d'agitation par le repos au lit. Clouston, en effet, en nous disant qu'il est partisan de l'exercice pour tous les aliénés « excepté ceux dont le cerveau est dans des conditions de sensibilité et d'impressionnabilité anormales », ne fait-il pas rentrer dans son exception au moins les états aigus d'agitation ?

En Amérique, le traitement des aliénés par le séjour au lit est à peu près inconnu. Weir Mitchell qui, dès 1875, le conseille pour les états neurasthéniques en y adjoignant le massage et l'hydrothérapie, le trouve contre-indiqué dans l'aliénation mentale. Nous ne pouvons signaler que Hurd qui, en 1883, ait appliqué l'alitement et encore sur les mélancoliques seulement.

Terminons cette étude historique en montrant ce qui a été fait déjà en France sur le sujet qui nous intéresse.

On peut dire qu'aucune tentative de traitement systématique par le repos au lit ne fut faite avant celle de M. Magnan.

J.-P. Falret reconnait bien les avantages de la méthode dès 1864, les traités didactiques de Cullerre, de Régis disent bien que le repos au lit est recommandé par quelques auteurs dans le traitement des mélancoliques dont il congestionne le cerveau, Belle et Lemoine, en 1888, considèrent bien le repos prolongé au lit comme un petit moyen adjuvant dans le traitement des mélancoliques. Mais nulle part on ne mentionne les progrès réalisés en Allemagne. Personne ne prend l'initiative, laborieuse il est vrai, de traiter enfin les états aigus d'aliénation mentale comme les autres maladies aiguës.

M. Sérieux, à la suite de visites dans les asiles allemands, a le premier, en France, vulgarisé et vanté les résultats de la nouvelle thérapeutique des aliénés.

C'est au mois d'avril 1897 que notre maître, M. Magnan, dans son service de l'admission à l'asile Sainte-Anne, inaugurait le traitement des aliénés par le séjour au lit, d'abord dans la division des femmes. Au mois d'octobre de la même année il étendait cette mesure à la division des hommes. C'est là que pendant l'année 1898 nous avons pu recueillir les éléments de notre étude.

Le succès obtenu d'emblée par M. Magnan provoqua des tentatives du même genre.

A la fin de l'année 1897, à la clinique des maladies mentales, notre maître, M. le Pr Joffroy, adopte le traitement des agités par le repos au lit. Là aussi nous avons pu compléter nos observations.

De son côté, M. Toulouse prenait possession de son service à Villejuif en juillet 1897 et installait aussitôt le traitement par le repos au lit, combiné avec des promenades, suivant la méthode écossaise.

# CONDITIONS DE NOS OBSERVATIONS

## STATISTIQUE ÉTABLISSANT LA POSSIBILITÉ DE TRAITER LA PLUPART DES ALIÉNÉS AGITÉS PAR LE REPOS AU LIT

Le service de M. Magnan, où nous avons recueilli les principaux éléments de notre étude, est le service de l'admission de Sainte-Anne.

C'est par ce service que passent tous les aliénés du département de la Seine placés d'office et aussi la plupart des aliénés placés volontairement, pour être répartis ensuite dans les divers asiles de la Seine.

Ce service est donc avant tout un lieu de passage. Mais il est en même temps assez vaste pour y permettre le traitement d'un assez grand nombre de malades. Il peut, en effet, contenir soixante-dix hommes et autant de femmes.

Depuis 1897, M. Magnan a organisé l'alitement systématique pour le traitement des psychoses aiguës et des états aigus épisodiques au cours de maladies mentales chroniques.

Le principal souci de notre maître était d'établir la possibilité du nouveau traitement. Comme les malades atteints de psychoses aiguës étaient trop nombreux pour pouvoir être traités tous à l'admission, M. Magnan conserva principalement les agités. Si le traitement par le repos au lit était possible pour eux, il l'était à plus forte raison pour les autres malades.

Dans la division des hommes, le quartier d'alitement occupe le rez-de-chaussée d'une construction légère. On y accède par un corridor de chaque côté duquel se trouvent deux chambres d'isolement.

Ce quartier, dont l'aspect général est celui d'une salle d'hôpital, contient vingt lits. Il est divisé en trois petits dortoirs, deux de huit lits et un de quatre lits, communiquant entre eux par de larges portes vitrées.

Un jardin, dans lequel les malades se promènent l'après-midi, est contigu au quartier.

Le personnel comprend, le jour aussi bien que la nuit, un infirmier pour quatre malades. Dans la journée, le surveillant et le sous-surveillant restent à tour de rôle dans le quartier. La nuit, le sous-surveillant fait une ronde à une heure indéterminée.

Les chambres d'isolement, situées à l'entrée du dortoir, ont l'aspect de chambres quelconques. Elles ont une large fenêtre et une porte vitrée, garnies toutes deux de glaces incassables.

Le mobilier de ces chambres consiste tantôt en un lit ordinaire, tantôt en un simple matelas avec ses couvertures, posé directement sur le plancher.

Généralement, ces chambres ne sont pas habitées dans la journée. La nuit, on y fait coucher le plus souvent des déments turbulents qui dans le dortoir empêcheraient les autres malades de dormir. Exceptionnellement, elles servent pour les agités.

L'ancien quartier cellulaire est maintenant transformé en chambres d'infirmiers. M. Magnan y conserve cependant une cellule capitonnée pour les cas rares de fureur épileptique. Jamais, pendant notre séjour dans le service, cette chambre n'a été utilisée.

Dans la division des femmes, l'alitement est pratiqué à un premier étage dans deux dortoirs de douze lits chacun. Quatre chambres d'isolement, analogues à celles de la division des hommes, s'ouvrent sur le même corridor que les deux dortoirs.

Jour et nuit, il y a deux infirmières dans chaque dortoir. Une infirmière suppléante prête son concours tantôt dans l'un, tantôt dans l'autre. Dans la journée, une sous-surveillante est constamment dans le quartier d'alitement.

Les malades, tant les hommes que les femmes, restent au lit toute la journée, sauf pendant l'après-midi où, pendant trois ou quatre heures, ils se promènent dans un jardin.

Ce traitement par le repos au lit est le principal traitement des malades. On y adjoint naturellement suivant les indications spéciales fournies par chaque maladie une médication appropriée. Mais on a recours le moins possible aux narcotiques (presque jamais à l'opium) que l'on donne seulement dans le cas d'insomnie rebelle. L'hyoscine, cette « camisole chimique » des adversaires de la méthode, a été employée très rarement. Par contre, on fait couramment usage des bains tièdes et prolongés, d'ailleurs facilement agréés des malades. L'hygiène et en particulier l'alimentation est surveillée avec le plus grand soin.

On enseigne au personnel la douceur envers les malades. On apprend aux infirmiers à rester autant que possible spectateurs attentifs, le plus souvent passifs, et à n'intervenir que dans les cas de nécessité absolue.

Pendant notre année d'internat passée chez M. Magnan (février 1898-février 1899), 1,180 hommes ont été soumis au régime de l'alitement. Sur ce nombre, 525 ont présenté de l'agitation manifeste. Ces cas d'agitation se répartissent, par maladie, de la façon suivante :

| | |
|---|---|
| Alcoolisme aigu. . . . . . . . . . . | 86 |
| Alcoolisme chronique avec accès subaigu. . . | 90 |
| Alcoolisme chez des dégénérés. . . . . . | 25 |
| Excitation maniaque. . . . . . . . . . | 57 |
| Mélancolie anxieuse. . . . . . . . . . | 24 |
| Délire de dégénérés. . . . . . . . . . | 101 |
| Folie intermittente. . . . . . . . . . | 1 |
| Paralysie générale. . . . . . . . . . | 44 |
| Épilepsie. . . . . . . . . . . . . | 5 |
| Hystéro-épilepsie. . . . . . . . . . | 1 |
| Imbécillité. . . . . . . . . . . . | 2 |
| Affaiblissement intellectuel. . . . . . . | 89 |

Dans la section des femmes. 570 malades ont été soumises à l'alitement. 321 ont présenté de l'agitation dans les maladies suivantes :

| | |
|---|---|
| Alcoolisme aigu. . . . . . . . . . . | 12 |
| Alcoolisme chronique avec accès subaigu. . . | 7 |
| Alcoolisme chez des dégénérées. . . . . | 12 |
| Excitation maniaque. . . . . . . . . . | 45 |
| Mélancolie anxieuse. . . . . . . . . . | 23 |
| Délire de dégénérées. . . . . . . . . . | 165 |
| Folie intermittente. . . . . . . . . . | 5 |
| Paralysie générale. . . . . . . . . . | 15 |
| Épilepsie. . . . . . . . . . . . . | 1 |
| Hystérie. . . . . . . . . . . . . | 3 |
| Hystéro-épilepsie. . . . . . . . . . | 1 |
| Affaiblissement intellectuel. . . . . . . | 32 |

Les mesures spéciales nécessitées par les cas d'extrême agitation ont été les injections hypodermiques de chlorhydrate d'hyoscine (1/2 à 1 milligramme) et la chambre d'isolement.

Aux hommes, on eut recours huit fois en une année aux injections d'hyoscine, pour quatre mélancoliques anxieux, trois maniaques et un paralytique général excité. Neuf fois on eut recours à l'isolement : pour un maniaque (une après-midi seulement), pour un débile avec hallucinations et idées de persécution, pour trois paralytiques généraux, pour deux épileptiques et enfin pour deux dégénérés avec hallucinations particulièrement pénibles et terrifiantes.

Aux femmes, on n'eut pas à isoler d'agitées, et deux malades seulement nécessitèrent l'emploi de l'hyoscine : dans un cas, il s'agissait d'une paralytique générale présentant le tableau clinique de la mélancolie anxieuse, dans l'autre, il s'agissait d'une hystéro-épileptique.

Nous ne comptons pas comme mesure spéciale nécessitée par l'agitation, l'isolement des déments turbulents. Ces malades, qu'il eût été facile de maintenir au lit dans le dortoir, n'étaient isolés que pour laisser plus de calme dans le quartier d'alitement.

En résumé, nous voyons que sur plus de huit cents aliénés agités, neuf fois seulement on eut recours à l'isolement, dix fois seulement on fit des injections d'hyoscine.

Ces chiffres démontrent mieux que tout raisonnement la possibilité de traiter généralement tous les aliénés agités par le repos au lit.

---

# RÉSUTATS DU TRAITEMENT PAR LE REPOS AU LIT DANS CHAQUE CAS PARTICULIER D'AGITATION

## CONSIDÉRATIONS PRÉLIMINAIRES

Après avoir établi les conditions de nos observations, après avoir montré par des chiffres la possibilité du traitement par le repos au lit pour la plupart des aliénés agités, il nous faut exposer maintenant les résultats du traitement dans chaque cas particulier d'agitation. Il nous faut analyser nos observations.

Nous aurions pu, pour cette analyse, suivre une des classifications des maladies mentales. Prenant tour à tour la manie, la mélancolie, la paralysie générale, la dégénérescence mentale, l'épilepsie, l'alcoolisme, etc., nous aurion pu, dans chacune de ces formes, examiner l'action du traitement par le repos au lit sur l'agitation.

En médecine générale, là où le cadre nosologique est assez nettement tracé on aurait procédé ainsi pour faire une étude de la fièvre, quitte à reprendre ensuite tous les cas pour des considérations générales.

En médecine mentale, on discute encore sur les espèces nosologiques, il suffit pour s'en convaincre de comparer les traités didactiques français et allemands.

D'autres considérations nous ont encore décidé à ne

pas suivre la classification des maladies mentales. D'abord des agitations semblables peuvent se rencontrer au cours d'états psychopathiques différents. Puis l'agitation ne se montre pas toujours comme un phénomène essentiel, nécessaire, caractéristique : deux hallucinés à état mental presque identique pourront réagir l'un par la stupeur, l'autre par la frayeur et l'agitation. Il nous a enfin semblé que l'étude de l'agitation et de son traitement dans chaque forme mentale ne ferait pas nettement ressortir les variétés cliniques de l'agitation.

Pour tous ces motifs, nous avons été amené à grouper les agités suivant la nature de leur agitation.

Nous avons admis trois groupes d'agités :

1° Dans le premier groupe, nous avons mis les malades que nous appelons les agités simples. Ce sont les agités maniaques simples, aussi purs que possible, chez lesquels le délire et les hallucinations n'interviennent pas ou simplement à titre épisodique et tout à fait secondaire.

2° Dans le second groupe, nous mettons tous les malades chez lesquels l'agitation est un phénomène « réactionnel ». Cette classe comprendra le plus grand nombre des agités.

L'agitation par réaction est en effet l'agitation la plus fréquente. Une foule de conditions peuvent pousser l'aliéné à s'agiter. Celui-ci, frappé par une douleur morale intense, ne peut rester en place. Celui-là, comblé par la fortune, riche, tout-puissant, s'exalte en contant ses prouesses, bavarde sans trêve et veut mettre à exécution mille projets extravagants. Ce sont là des états d'agitation modérée en rapport avec les conditions qui en sont la cause. Mais quand apparaissent les conceptions délirantes, les illusions, les interprétations fausses, l'agitation peut déjà prendre des proportions plus grandes. Tel qui s'imaginera qu'il est coupable, qu'on va le guillotiner, le couper en morceaux, etc. ; tel autre qui se croira prisonnier, qui sans cesse attendra sa délivrance, etc., pourront réagir contre ces idées erronées par une agitation très prononcée.

Enfin, contre des hallucinations impératives et terrifiantes, nous verrons parfois la réaction la plus intense se produire.

Il serait prématuré de vouloir, dans cette classe des agitations par réaction, établir des subdivisions nettes. Nous voyons bien rarement en clinique des sujets chez lesquels il n'y ait comme élément « réactionnel » soit que de la douleur morale, soit que des illusions ou des interprétations délirantes, soit que des hallucinations. Le plus souvent, il existe chez un même malade plusieurs causes de son agitation. En étudiant les agités par réaction, nous tâcherons simplement d'aller des états réactionnels les plus simples ou du moins les plus modérés aux états de réaction violente contre des hallucinations impératives ou particulièrement effrayantes.

3° Il est enfin une troisième catégorie d'agités que nous n'avons pas voulu confondre avec les deux autres. Il nous a semblé que chez certains malades, alors même qu'ils ont du délire ou des hallucinations, il y avait un élément surajouté qui justifiait cette distinction. Nous voulons parler de l'automatisme, de l'inconscience de certains états d'agitation.

L'épileptique qui, dans un accès de grand mal intellectuel, s'agite avec violence sous l'influence d'hallucinations ou de délire n'est pas un halluciné ordinaire. Son mode de réaction nous paraît trop spécial pour qu'on puisse le ranger dans la seconde catégorie. Ce malade, chez lequel les « centres supérieurs sont annihilés » (Magnan), réagit d'une façon impulsive, réflexe.

Parfois aussi, nous voyons chez certains paralytiques généraux, surtout à la période terminale, une agitation incohérente, qui ne répond à rien, que rien ne peut arrêter et qui a tous les caractères d'une agitation automatique.

C'est donc pour ces malades que nous avons établi ce groupe d'agités automatiques. Nous montrerons d'ailleurs plus loin, en étudiant ce groupe d'agités, que l'épithète « automatique » ne répond pas complètement à notre pensée et que nous l'avons prise à défaut d'une autre plus explicite.

Malgré tout ce que cette classification peut avoir de trop artificiel, malgré les objections que l'on peut facilement lui opposer, nous avons pensé qu'elle aurait peut-être le mérite de mieux faire ressortir les différentes espèces d'agitation.

Cette classification étant donc admise, nous devons dire maintenant qu'il est un certain nombre de malades agités dont nous ne parlerons que très peu. Ce sont les déments agités.

Chez les déments, nous retrouvons des débris de délire, variables suivant la forme d'aliénation qui a entraîné la démence. Par intervalles, ces malades pourront présenter quelques petits accès d'agitation, accès frustes de manie, ou réaction contre des idées de persécution ou des hallucinations. Le traitement au lit sera pour eux rarement indiqué à moins d'accidents somatiques graves ou d'accès d'agitation par trop aigus. Ils seront bien plutôt justiciables du grand air, de promenades avec surveillance.

Pour les accès d'agitation par trop aigus, le lit fera merveille. Nous avons eu en particulier l'occasion de voir chez M. Magnan un cas de ce genre : S..., dégénéré héréditaire (mère vésanique), après plusieurs accès de délire mélancolique, était tombé dans un état marqué de démence. Dans le service où il était, il s'agita et on le mit en cellule. Là, tout en marmottant des propos incohérents où prédominent les idées ambitieuses, il déchire tout ce qu'il a sous la main, il barbouille les murs de sa cellule avec ses excréments, il menace, etc. Conduit à l'admission où il est alité, S... reste docilement au lit, son agitation se modère, il ne déchire plus, il ne salit plus les murs comme auparavant, peu à peu enfin il se calme.

Dans aucun des cas, d'ailleurs, où les déments étaient justiciables du repos au lit, exception faite pour certains déments paralytiques, nous n'avons pas éprouvé de difficulté à les y maintenir. Aussi n'insisterons-nous pas davantage sur eux, ayant surtout en vue l'agitation au cours des états aigus d'aliénation mentale.

Disons enfin, pour terminer ces considérations préliminaires, comment nous dirigerons l'analyse de nos observations. Notre premier souci sera d'établir si le traitement par le repos au lit est possible. Puis, nous examinerons si le traitement répond aux indications fournies par l'état du malade et si, dans certains cas, ses avantages sont supérieurs à ses inconvénients.

Nous n'appuierons notre analyse que d'un petit nombre d'observations, non qu'elles nous manquent : nous avons recueilli, soit chez M. Magnan, soit chez M. le Pr Joffroy, un nombre considérable d'observations d'agités. Mais il nous semble inutile, dans bien des cas, de rapporter des observations de types cliniques très bien connus de tous. Ainsi, quand nous parlerons des alcooliques agités, des paralytiques généraux avec excitation maniaque, il nous semblerait superflu d'appuyer nos résultats sur des observations dont chacun a dans la mémoire des exemples, qui seront suffisants pour nous suivre.

Quant aux observations que nous publions, elles ont été choisies parmi celles où l'agitation considérée était la plus grande.

---

## AGITATION SIMPLE

### (ÉTATS MANIAQUES SIMPLES)

Le type clinique d'agitation que nous examinons ici est caractérisé par un désordre tumultueux et incessant des mouvements. Cet état s'accompagne en outre d'une activité exagérée de toutes les fonctions psychiques : accélération dans la marche des idées, passage brusque de la conception à l'action et d'un état moral qui se traduit par une satisfaction ou une irritation excessives, en tout cas par une mobilité extrême.

On reconnaît là la description de l'état maniaque.

Mais on désigne fâcheusement sous le nom d'états maniaques toute une série de cas d'agitations disparates. On qualifie d'état maniaque l'agitation de l'alcoolique qui, voyant des voleurs, des gens armés, des animaux, entendant la voix de parents ou d'amis, entendant des insultes, s'agite, court, se précipite, menace, etc. Etat maniaque aussi l'agitation du paralytique général qui, riche, heureux, satisfait, bavarde sans cesse pour conter ses prouesses, veut aller accomplir ses nombreux travaux, etc. Etat maniaque l'agitation de certains dégénérés qui réagissent contre des illusions, des interprétations délirantes, des hallucinations. Etat maniaque l'agitation si spéciale de l'épileptique.

Ici, nous nous en sommes tenu à l'état maniaque simple, c'est-à-dire dans lequel l'agitation ne paraît être qu'une simple surexcitation de la zone corticale et dans lequel le délire et les hallucinations n'interviennent pas, ou simplement à titre épisodique et tout à fait secondaire.

Ce n'est pas à dire que nous nous en soyons tenu à la manie franche exclusivement. On pourra trouver telle de nos observations qui ressortit à l'excitation d'un dégénéré, telle autre à la folie intermittente ou même à la paralysie générale. Mais, dans ces cas mêmes, l'agitation répondra toujours aussi nettement que possible au type clinique d'agitation que nous avons défini au début.

Nous donnerons d'abord quelques exemples de cette agitation simple. Ces observations ont été prises au hasard parmi les cas d'agitation la plus intense.

## Observation I

(recueillie dans le service de M. Magnan).

*Excitation maniaque avec désordre dans les idées et dans les actes, loquacité, propos incohérents, insomnie.*

V... Victor, 27 ans, jardinier, entré à l'admission le 20 mai 1898, sorti guéri le 30 mai 1899.

Nous n'avons pu recueillir aucun renseignement sur les antécédents héréditaires de V... Sa famille ne veut plus le voir à la suite d'ennuis nombreux qu'il lui aurait causés et elle lui a même caché son adresse. V... aujourd'hui guéri de son accès maniaque prétend qu'il n'y eut jamais de malades dans sa famille.

Le 15 octobre 1897, V... entrait comme ouvrier jardinier chez M. J... Il travaille énormément, se surmène. A table, il se montre très bavard, lui seul parle, il se moque de chacun. Dans les discussions qu'il entame, il ne souffre pas qu'on le contredise. Il ne va cependant jamais jusqu'à la violence. C'est ce caractère insupportable qui fit que beaucoup de patrons le renvoyèrent.

En moyenne, il buvait par jour un litre de vin et un apéritif. Le dimanche il faisait de plus grands excès.

Dans les premiers jours de mai 1898, il perd le sommeil, il passe ses nuits à écrire et il importune les voisins en leur faisant lire ses lettres.

Le 5 mai, il rencontre une jeune fille qu'il avait connue 5 ans auparavant et avec laquelle il avait été sur le point de se marier. Cet incident exalte encore notre malade qui écrit lettres sur lettres à cette jeune fille. Dans ces lettres il fait preuve d'une exagération de sentiments, d'emphase et aussi d'une certaine incohérence. Souvent dans ces lettres il répète plusieurs fois cette phrase : « Je suis comme le mort qui ressort de la tombe. »

Enfin le patron de V... nous apprend que notre malade a été interné il y a environ 4 ans à l'asile de Nantes. C'était au moment où il fit connaissance de la jeune fille qu'il vient de retrouver. Il avait fait alors une tentative de suicide. Il essaya de se jeter dans le puits d'un jardinier de Nantes.

D'après son certificat d'entrée, V... a été trouvé errant sur la voie publique, il chantait, faisait des jeux de mots et partait à rire, injuriait les passants, etc.

Au service de l'admission où il est conduit, il est alité. Il est assez calme et dort presque toute la nuit.

Mais à son réveil il s'agite. Il gesticule, saute sur son lit, chante, crie, fait des grimaces, donne des ordres, souffle à la figure de ses interlocuteurs. Il est en sueurs. On peut fixer son attention, mais un très court instant seulement. On voit par l'expression de sa physionomie qu'il a bien compris la question qu'on lui pose, mais il répond le plus souvent par une grossière injure.

Les jours suivants, cette agitation continue avec le même

caractère : mobilité, fuite des idées. Les nuits se passent généralement bien, grâce à 3 grammes de chloral qui font dormir le malade de 11 heures du soir à 5 heures du matin. En plus V... prend dans la journée 6 grammes de bromure de sodium.

D'emblée, V... s'est habitué au lit. Ce n'est pas à dire qu'il y reste tranquillement étendu. Au contraire, sans cesse il change de position, tantôt il est assis, tantôt il se lève sur son lit, saute, fait des culbutes, puis l'instant d'après se cache sous ses couvertures. Mais il n'essaie jamais de s'éloigner. Le lit est le centre autour duquel il s'agite. Jamais il ne se montre violent sauf si un infirmier maladroit le touche ou veut le coucher de force.

Trois jours après son entrée, sa température qui jusque-là avait été normale monte un peu et oscille entre 37°,5 et 38°. A partir du 25 juin, la température redevient normale, puis à nouveau du 8 juillet à la fin du même mois la température présente de grandes oscillations ; le matin elle est voisine de 36° et le soir elle atteint ou dépasse un peu 38°. Enfin depuis le mois d'août jusqu'à la guérison, la température est restée normale et a oscillé assez régulièrement entre 36°,8 le matin et 37°,3 le soir.

Pendant les deux périodes fébriles que nous venons de signaler l'état physique devient inquiétant. On note un amaigrissement assez considérable. Le poids du malade qui était de 56$^{kgr}$,300 à l'entrée, tombe à 51 kilogrammes. Cependant l'examen physique pratiqué souvent ne révélait rien de spécial. Simplement constatait-on que la langue était saburrale et qu'il y avait une constipation opiniâtre. Cette constipation était combattue à l'aide de purgatifs salins.

En outre le malade avait en plusieurs endroits du corps de légères érosions de la peau qu'il s'acharnait à entretenir en les grattant sans cesse, mais ces érosions n'ont jamais eu de caractère inflammatoire aigu. Pendant la seconde période fébrile, V... eut une éruption de furoncles qui, eux non plus, n'offrirent pas de gravité.

A aucun moment nous n'avons relevé de signes stéthoscopiques.

L'état maniaque ne fut en rien modifié par la fièvre, ce fut toujours la même agitation, le même désordre dans les idées et dans les actes.

A partir du mois d'août l'état physique s'améliore considérablement. V... reprend peu à peu de l'embonpoint. Son poids qui était descendu jusqu'à 51 kilogrammes en juillet remonte progressivement, atteint 53 kilogrammes en septembre, 58 en octobre, 62 en novembre et atteindra enfin le chiffre énorme de 77 kilogrammes au moment de la guérison.

Mais l'état mental reste stationnaire. Le bromure de sodium qui avait été supprimé pendant l'accès de fièvre est remplacé maintenant par du bromure de potassium à la dose de 3 grammes. L'insomnie est combattue par 3 grammes de chloral. Enfin V... prend tous les soirs un bain tiède de deux à trois heures.

Aucun incident nouveau à signaler jusque vers le début de décembre. Jusque-là c'est toujours la même excitation maniaque très intense. On ne peut s'imaginer un état d'agitation plus prononcée. En dehors du repos de la nuit, V... est toujours en mouvement. Il saute de son lit, puis d'un bond passe de l'autre côté, puis fait une culbute sur son lit, puis se dresse debout et saute avec ardeur pendant qu'il chante, injurie, bavarde d'une façon incohérente. Mais jamais il n'essaie de s'éloigner. Il est habitué à son lit et n'en sort que pour y rentrer spontanément.

Vers les premiers jours de décembre l'agitation est entrecoupée par de courtes périodes de dépression. Le malade reste quelques instants calme et parfois pleure. Son attention se fixe plus facilement. Mais quelques minutes après il s'agite à nouveau, saute sur son lit, injurie, répond à des propos de la salle qui ne s'adressent pas à lui.

Peu à peu ces périodes où l'attention peut se fixer durent plus longtemps. On obtient parfois une réponse correcte.

Enfin le 24 décembre, au lieu de trouver notre malade agité, le visage vultueux comme à l'ordinaire nous le trouvons très calme, trop calme même. Il est triste, déprimé. Ses yeux sont baissés, il a l'attitude du mélancolique. Si l on vient à l'interroger il répond correctement.

Il dit qu'il s'ennuie ici, qu'il lui faudrait au moins une bêche pour travailler.

Cet état de dépression ne dure guère plus d'un mois. Peu à peu le malade aide les infirmiers dans le service, sa gaieté revient et enfin quand il sort le 30 mai 1899, il est complètement guéri. Il n'a gardé qu'un souvenir très confus et très vague de son état maniaque.

## Observation II

(recueillie dans le service de M. Magnan).

*Excitation maniaque avec désordre dans les idées et dans les actes, loquacité, propos incohérents, insomnie.*

L... André, 19 ans, entré dans le service de l'admission le 17 janvier 1898, sorti guéri le 20 mai 1899.

L... a perdu son père alors qu'il était enfant. Sa mère qui s'est remariée est morte ici à Sainte-Anne, en 1897, quelques jours avant l'entrée de son fils.

Une cousine du côté maternel serait nerveuse, émotive, bizarre.

L... n'a jamais fait de maladie grave. Il n'a pas eu de convulsions dans son enfance.

A l'école il travaillait peu et apprenait difficilement. Néanmoins il lisait beaucoup. Il s'est toujours montré bon camarade, de caractère égal et facile.

Le 1er août 1896, il est entré dans une maison de commerce. Ses occupations étaient simples mais assez fatigantes, il lui fallait en particulier toujours rester debout.

Il ne faisait pas d'excès alcooliques ni d'excès d'aucune autre nature.

Sans motif connu, le 12 octobre 1897, L... devient étrange ;

il chante sans cesse, parle continuellement et on lui trouve un air hébété. Son beau-père le garde chez lui dans cet état jusqu'au 26 octobre, puis le conduit à la maison Dubois où il ne reste que trois jours. A sa sortie il est plus calme. Son beau-père le trouve assez bien portant mais remarque cependant que L... croit avoir des ennemis, en particulier un de ses anciens camarades. Néanmoins son beau-père qui est voyageur de commerce s'absente et le laisse seul à Paris : la mère de notre malade vient en effet d'entrer à Sainte-Anne.

Ainsi livré à lui seul, L... se met a faire des excès, il passe ses soirées au café où il s'attarde très tard, il boit toutes sortes de breuvages alcooliques. Peu à peu il s'exalte, perd le sommeil.

Le 16 janvier 1898, il veut à une heure du matin se faire ouvrir la porte d'un ami, la concierge lui refuse, il s'emporte, donne des explications incohérentes et se fait arrêter dans la rue. Il est conduit à l'infirmerie du Dépôt, puis de là à l'admission où il est aussitôt alité dans le dortoir d'observation. Il se montre très loquace, incohérent ; il chante parfois. Il est impossible de fixer un instant son attention. Il gesticule sans cesse, remue bras et jambes, se découvre, se lève puis revient se coucher. Parfois il veut aller on ne sait où et il faut le ramener ; il se laisse d'ailleurs faire assez docilement. Il se remet au lit puis d'un bond se dresse tout à coup et saute, s'amusant à faire plier autant qu'il le peut les ressorts de son sommier.

L'état physique est assez bon. On note cependant un état saburral avec constipation et presque chaque jour il faut faire prendre à L... une limonade purgative. La température est normale. Le pouls est régulier et plutôt lent.

L... s'alimente bien mais dort peu malgré 4 grammes de bromure de sodium pris dans la journée et 3 grammes de chloral pris le soir.

Cet état d'agitation constante et intense persistera avec les mêmes caractères pendant un mois à peine puis s'atténuera ensuite.

Huit jours après son entrée, L... ne fait plus de tentatives pour s'éloigner de son lit. Il se lève rarement. Il s'agite tout en restant étendu ou assis dans son lit. Il bavarde toujours, s'empare de tous les mots prononcés dans le dortoir pour de là construire une phrase plus ou moins incohérente. Chaque mot, chaque bruit entendu est le point de départ d'une association d'idées qu'il extériorise aussitôt. Entendant M. Magnan faire prononcer à un paralytique général « artilleur d'artillerie » il se met à crier : « boum, boum » en essayant d'imiter le bruit du canon.

Cet état maniaque où prédominait la note gaie prit pendant un mois environ (mars) un caractère triste. Par intervalles, L... restait calme et pleurait. Ces moments de dépression n'étaient d'ailleurs que d'assez courte durée et les propos incohérents tenus sur un ton gai revenaient bientôt.

A partir du mois d'avril l'état d'agitation s'atténue beaucoup. L... se contente, tout en restant assis sur son lit de faire rebondir son sommier, de déplacer brusquement ses couvertures, son oreiller. Il gesticule aussi beaucoup en parlant. C'est à cela que se bornera maintenant son agitation.

Mais ses propos incohérents persistent. On peut cependant parfois fixer un peu son attention. Si nous lui mettons entre les mains du papier et un crayon il se met à écrire comme il parle : « C'est assez, grenouille, un canard marseillais, veau marengo, chien-dent, brosse à habits ants la rue Ré au mur, les pommes, les pins, les sapins, rossignol des boas. Jonas dans la baleine, etc. ».

L'état physique est resté assez satisfaisant pendant tout le cours de l'accès. La température n'a atteint que deux ou trois fois le soir 38° pour retomber toujours le lendemain à la normale. Mais l'état saburral caractérisé par une langue blanche et de la constipation a persisté jusqu'à la fin. Le pouls a pendant toute la maladie battu entre 44 et 58 fois à la minute. Nous avons constaté plusieurs fois qu'il battait un peu plus lentement pendant l'état d'agitation que pendant le sommeil.

Le traitement pharmaceutique a consisté en bromure de sodium (4 grammes) et en chloral (3 grammes). Ce dernier médicament n'était pas donné régulièrement tous les soirs mais seulement quand vers neuf ou dix heures L... était encore agité.

C'est dire qu'on n'y eut recours surtout pendant le premier mois du séjour de L..., car ensuite L... dormait assez régulièrement. A ce traitement, l'on ajoutait des bains à 32° durant d'une à trois heures suivant le degré de l'agitation.

Trois mois après son entrée, L... se levait deux ou trois heures l'après-midi et se promenait dans le jardin annexé au dortoir.

C'est dans le cours du mois de juillet, c'est-à-dire six mois après son entrée que peu à peu L... se met à parler raisonnablement. Il arrive ainsi doucement à la guérison et au mois d'août il commence à aider les infirmiers. Quelques semaines plus tard il est complètement guéri, se rappelle très bien toute son agitation et sourit quand on lui en parle.

## Observation III

(recueillie dans le service de M. Magnan).

*Excitation maniaque avec désordre dans les idées et dans les actes, loquacité, propos incohérents, quelques hallucinations.*

L... Caroline, 30 ans, domestique.

*Antécédents héréditaires.* — Père, 65 ans, divague un peu actuellement et de tout temps fut fort bizarre et excentrique. Il fit quelques excès alcooliques alors qu'il était soldat.

Mère bien portante mais nerveuse, sujette à des crises d'énervement pendant lesquelles elle se met des draps mouillés sur le corps.

*Antécédents personnels.* — L'enfance ni la jeunesse de L... ne présentent rien de particulier. L... s'est toujours montrée un peu naïve et d'une intelligence un peu au-dessous de la moyenne. Elle est domestique. Elle a une fille de 5 ans qu'elle fait élever chez sa sœur à Biskra. Elle se faisait passer pour veuve. Quelque temps avant de tomber malade elle avait fait la connaissance d'un serrurier qui lui proposa le mariage. Elle refusait ce mariage à cause de l'irrégularité de sa situation, que d'ailleurs elle cachait à ce serrurier. Mais celui-ci vient à être renseigné, consent quand même au mariage et promet de reconnaître l'enfant. Cependant L... se désespère de voir que tout le monde connaît son histoire, elle laisse sa place. Quelques jours plus tard, le 24 juin 1898, elle réunit quelques amis à dîner ; pour des motifs futiles elle s'emporte. Peu à peu son exaltation croît ; le 26 juin elle écrit à son cousin germain de venir la trouver tout de suite, qu'elle est très malade. Quand le cousin est arrivé, elle lui raconte qu'elle est riche, qu'elle est Charlotte Corday et puis, dit-elle « il ne faut pas qu'on m'embête ». Elle tient ainsi une série de propos incohérents et délirants, puis chante, crie et fait des gestes désordonnés.

Cet état persiste et l'on mène la malade à l'infirmerie du Dépôt et de là à l'admission où elle arrive le 29 juin.

L... est aussitôt couchée au quartier d'alitement. Elle s'y montre d'une agitation extrême. Elle crie, chante, rit, menace, se livre à des mouvements impulsifs violents. Elle a des accès de fureur subite où elle cherche à frapper violemment les personnes qui l'approchent. Mais elle est très mobile et tout aussitôt elle se met à chanter. Pendant sa première nuit à l'asile elle ne dort que trois heures après avoir pris 3 grammes de chloral.

Le lendemain son état est le même. Souvent elle essaye de se lever mais il est facile de la remettre au lit. Ses idées sont très mobiles et aussitôt recouchée elle ne pense plus à se relever.

Sa seconde nuit à l'asile est encore très mouvementée, quoiqu'elle ait pris dans l'après-midi 8 grammes de bromure de sodium et dans la soirée un bain tiède de six heures et 3 grammes de chloral. Elle ne dort que trois heures. Le reste de la nuit elle chante, rit, bouscule ses couvertures, jette au loin son oreiller, etc. La santé physique de L... est assez bonne. Sa langue toutefois est sèche et fendillée. La température vaginale oscille entre 37°,5 et 38°.

Les jours suivants on observe toujours la même agitation, le même désordre dans les idées et dans les actes. Malgré 3 grammes de chloral et des bains de deux ou trois heures, la malade ne dort que trois ou quatre heures pendant la nuit.

A partir du 4 juillet L... n'a plus de tendance à sortir de son lit; elle reste presque tout le temps assise sur son lit, fait mille espiègleries, tient des propos incohérents, chante, rit, déplace sans cesse ses couvertures.

Le 7 juillet la température qui jusque-là n'avait pas dépassé 38° atteint presque 39° et elle oscille ainsi entre 37°,5 et 38°,8 jusqu'au 13 juillet. Ce mouvement fébrile est accompagné de constipation. La langue est sèche. L'agitation n'est pas sensiblement modifiée par cet état fébrile. L... ne veut plus boire de chloral, on est obligé de lui donner 6 grammes de chloral dans un lavement de lait. Un soir elle refuse également de s'alimenter et l'on a recours à l'alimentation artificielle à l'aide du tube de Faucher.

A force de crier, de chanter, sa voix est maintenant éraillée, parfois presque éteinte.

Le 10 juillet, comme son agitation est toujours aussi intense et que l'on a des craintes pour son état général, on la fait passer la nuit dans une chambre d'isolement où elle est veillée par deux infirmières.

Mais les jours suivants sa santé physique s'améliore un peu, elle reste dans le dortoir d'observation.

Jusqu'à ce jour (13 juillet) on n'avait observé chez elle que l'agitation dont nous avons parlé, c'était l'excitation maniaque type. On commence à observer chez elle une attitude un peu différente; par moments elle s'effraye, son regard est brillant et étrange. « J'en vois encore un » répète-t-elle souvent. « Ah! je n'ai peur de rien, moi, je ne crains personne. » Outre ces hallucinations probables de la vue et peut-être de l'ouïe, elle paraît aussi avoir des hallucinations de l'odorat. « Ah! je n'en veux pas de tabac, moi, je ne prise pas ». Il semble que par intervalles ses hallucinations lui soient pénibles. Après avoir prêté l'oreille elle reste quelques instants déprimée, dans une attitude mélancolique. Néanmoins, malgré ces phénomènes nouveaux, l'agitation maniaque persiste, les réactions contre les hallucinations sont faibles et passent aussi rapidement dans l'esprit de la malade que ses autres idées.

Pendant quelques jours (du 14 au 18) l'agitation tombe un peu, il paraît se faire une amélioration, on peut par intervalles fixer l'attention de la malade, elle est plus affable, prend la main qu'on lui présente, sourit.

Mais l'excitation maniaque reprend avec toute son intensité le 19 juillet. Toutefois la malade n'a plus du tout de fièvre. C'est à nouveau en présence de la maniaque classique que nous nous trouvons. Cet état persiste jusqu'au 27 juillet. Subitement dans l'après-midi du 27 juillet la malade semble sortir d'un rêve, elle revient à elle-même et semble toute honteuse de son agitation et de son délire passés. Elle demande depuis quand elle est ici. Puis elle raconte le début de la maladie tel que nous l'avons dit.

L'amélioration persiste et le 11 août 1898 on l'envoie à Ville-Évrard achever sa convalescence.

## Observation IV

(recueillie dans le service de M. Magnan).

*Excitation maniaque avec désordre dans les idées et dans les actes, propos incohérents, loquacité, cris.*

B... Emile, maçon, 22 ans, entré à l'admission le 28 avril 1898, venant de Suisse, guéri le 25 janvier 1899.

*Antécédents héréditaires.* — Le père de B... était un alcoolique sujet à de grands emportements; il est mort d'une maladie de foie.

Sa mère est nerveuse et d'un caractère insupportable. Systématiquement elle contredit tout ce qu'elle entend. Elle s'est brouillée avec presque toute sa famille. Ses enfants s'éloignent d'elle parce qu'elle ne leur montre aucune affection. Notre malade en particulier ne veut plus la voir.

B.. a trois frères et deux sœurs.

L'aîné des frères, âgé de 30 ans, est entrepreneur et est un travailleur actif mais qui manque un peu de sentiments affectifs.

Le second frère, âgé de 27 ans, s'est expatrié. Il a toujours été extravagant, instable dans ses idées et dans ses actes et fait abus d'alcool et de femmes.

Le dernier frère, âgé de 19 ans, mène aussi déjà une vie irrégulière et très accidentée.

Les deux sœurs de B..., âgées de 32 et 26 ans sont à Paris, l'une est dame de compagnie, l'autre est femme de chambre. L'aînée est très exubérante, parle avec volubilité.

En outre B... a perdu un frère qui était séminariste et une sœur. Tous deux sont morts à l'âge de 22 ans d'affections pulmonaires, probablement de tuberculose.

*Antécédents personnels.* — B... eut une enfance et une jeunesse qui ne dénotaient aucune mauvaise tendance. Tout enfant il se montre calme, docile. Sa sœur aînée qui nous donne ces renseignements lui reprochait d'être un peu sombre, de ne pas assez aimer la gaîté. En outre elle le trouvait un peu sournois. Il vivait en bon camarade avec les autres écoliers, il était affectueux envers ses parents. Il a fait des études primaires très élémentaires et s'est montré d'une intelligence moyenne. Il n'a pas fait de maladies graves. A 14 ans il devient maçon, travaille régulièrement chez son frère aîné, entrepreneur. Il mène une vie rangée. Son frère, patron difficile qui ne tolère pas la moindre défaillance chez ses ouvriers est satisfait de lui. B... ne faisait pas de grands excès alcooliques. Il buvait en moyenne un litre de vin par jour. Très rarement il s'est enivré. Il supportait mal l'alcool qui le mettait dans un état de grande surexcitation.

Il continue donc à bien travailler, mais à mesure qu'il avance en âge son caractère se transforme. Il se montre plein de franchise, plein de gaieté, bon et généreux.

Au début d'avril 1898 il fit connaissance d'une jeune fille dont il devint amoureux et qui lui promit le mariage pour deux ans plus tard. C'est à cette époque que remonte le début de la maladie de B... Suivant l'expression de sa sœur il devient alors

« énervant de langage », il bavarde sans arrêt, fait des projets extravagants qu'encourage la perspective d'une petite fortune de 15,000 francs que doit lui apporter sa fiancée.

Il ne dort plus, perd l'appétit. Son métier qu'il aimait lui est devenu désagréable. Il a des querelles avec son frère et vers la fin d'avril lui dit qu'il va rejoindre ses sœurs à Paris. Son frère qui commence à s'irriter de ses propos, de ses observations incessantes lui répond que ma foi il fera bien et voilà B... parti, possesseur d'une somme de 200 francs que lui donne son frère. Il fait des achats de vêtements dans son village, prend un voiture pour aller faire ses adieux aux amis auxquels il tient des propos incohérents, s'arrête chez les cabaretiers et dans cet état d'excitation prend le train pour Paris.

A son arrivée à Paris il fut arrêté, conduit à l'infirmerie spéciale du Dépôt et de là à Sainte-Anne.

A son arrivée dans le service de l'admission où il est alité aussitôt, B... est très agité. Il bavarde, maudit l'Italie, se tourne vers le mur en criant bien fort de téléphoner à tout l'univers qu'il pardonne à tout le monde, tient ainsi mille propos incohérents, puis se met à siffler, à crier. Il est impossible, même en l'interpellant vivement, de lui tirer une réponse, de fixer son attention. Si l'on vient pour le toucher, il recule effrayé. Toutes ses idées et ses actes sont excessivement mobiles. Par intervalles il essaie de se lever, mais le plus souvent se contente de gesticuler dans son lit et de bousculer ses couvertures. La nuit, son agitation persiste ; il ne dort pas malgré 3 grammes de chloral qu'il prend le soir, 4 grammes de bromure de potassium qu'il prend dans la journée et un bain tiède de 4 heures qu'il prend dans la soirée.

Il a la langue blanche. Il est constipé. Sa constipation est combattue par des limonades à 50 grammes de citrate de magnésie, qu'il prend tous les deux jours environ.

Malgré sa grande agitation, son pouls bat 76 fois à la minute. B... n'a point de fièvre. Sa température rectale oscille entre 36°,5 et 37°,5.

L'examen physique de B... ne révèle pas d'autres particularités. B... reste au lit continuellement. Il ne fait que de rares tentatives pour se lever et un infirmier le fait facilement remonter dans son lit.

Les jours et les nuits suivants, c'est la même agitation, la même incohérence dans ses propos, le même besoin de mouvement : tantôt il se cache sous ses couvertures, tantôt il s'asseoit sur son lit, siffle et chante, frappe le mur de son poing.

De jour en jour il a cependant moins d'insomnie et 15 jours après son entrée il dort la plus grande partie de la nuit. Il continue à présenter le même état saburral avec constipation. Mais la température reste normale et le pouls oscille entre 60 et 76 pulsations.

A partir du 15 mai, c'est-à-dire 17 jours après son entrée, il se lève 3 heures dans l'après-midi et se promène dans le jardin annexé au dortoir. A la même époque, son agitation devient moins bruyante et on peut par intervalles tirer de lui une courte réponse, le plus souvent un mot sensé.

Son état va rester ainsi stationnaire pendant plusieurs mois, sa santé générale est bonne malgré une constipation persistante. Il dort en moyenne 5 à 6 heures toutes les nuits, grâce à une potion de 3 grammes de chloral. Il continue à prendre 4 grammes de bromure de potassium. Il est baigné 4 heures tous les soirs. Son agitation ne se modifie guère : ce sont toujours les propos décousus, les chants, les cris. Il aime à parler de ses prouesses, il aime à vanter ses biceps. Mais ses discours n'ont qu'une courte durée et un mot, un bruit entendu le font changer aussitôt le cours de ses pensées pour le mettre sans cesse sur une nouvelle piste. Par intervalles il est violent et menace son entourage. Jamais cependant il ne s'est montré dangereux et n'a donné que quelques coups de poings.

La plus grande partie de la journée il reste assis dans son lit, sur lequel il saute parfois. Il n'essaye plus de se lever.

Ce n'est qu'à partir du 15 novembre, c'est-à-dire 5 mois 1/2 après son entrée qu'il commence à s'améliorer notablement. Il soutient parfois une conversation pendant quelques minutes. Ses propos sont moins incohérents. Il commence à avoir un peu plus de suite dans les idées. Il aide les infirmiers, mais tout en travaillant il bavarde et dit des choses extravagantes.

L'amélioration s'accentue peu à peu, et à la fin de décembre, 8 mois après son entrée, il soutient parfaitement une conversation. Il s'informe de tout ce qui s'est passé depuis son entrée ici.

Il ne se souvient pas très bien du début de sa maladie, ni de son arrestation. Il se rappelle être allé aux environs de Genève avec une jeune fille, mais il prétend ne pas avoir eu d'idées de mariage et ne pas avoir fait de projets bizarres. Il ne sait pas trop pourquoi on l'a arrêté à son arrivée à Paris, alors qu'il devait être déjà dans une grande agitation si nous en jugeons d'après l'agitation qu'il présentait à son entrée.

Il dit aussi que s'il avait de grandes frayeurs à son entrée, c'est qu'il avait été malmené avant d'arriver ici, qu'on l'avait camisolé et qu'on lui avait donné un coup de pied sur la hanche.

## Observation V

(recueillie dans le service de M. Magnan).

*Excitation maniaque avec désordre dans les idées et dans les actes.*

M^me^ T... Adrienne, âgée de 40 ans, entrée, pour la troisième fois au service de l'admission, le 18 mars 1898, sortie guérie le 20 août 1898.

Les deux premières entrées de M^me^ T... Adrienne furent motivées, l'une en 1886 par un accès maniaque simple, l'autre en 1895 par un accès maniaque avec conceptions délirantes diverses. Sortie en mai 1896, M^me^ T... avait repris ses occupations et se montrait en possession de toutes ses facultés.

Au mois de septembre 1897, à la suite de chagrins domestiques : pertes d'argent, saisie mobilière, etc., M^me^ T... change d'attitude ; elle devient soupçonneuse, concentrée par moments : enfin au mois de février 1898 paraissent quelques idées délirantes;

elle s'imagine que son amant qui cependant vit avec elle, a des ressources cachées qu'il utilise à entretenir une maîtresse. Envoyée pendant trois semaines à la campagne chez ses parents, elle en revient exaltée, ne dormant pas, se relevant à chaque instant dans la nuit, chantant, déclamant, si turbulente enfin qu'on doit la conduire à nouveau dans le service de l'admission, le 18 mars 1898.

Couchée à son arrivée au quartier d'alitement, elle se montre très excitée, ne dormant pas, cherchant fréquemment à quitter son lit, bavardant sans cesse, tenant des discours incohérents, moitié en français, moitié en patois ; elle conserve cependant jusqu'à un certain point la conscience de sa situation : « C'est Marcel, dit-elle (son amant), qui m'a amenée ici, c'est la troisième fois qu'il me conduit à Sainte-Anne ; mais il me le paiera ! — Félix Faure est mon cousin, je suis sa cousine forte. — Je sava parla français, il sava parla patois ! Elle raconte qu'autrefois dans sa jeunesse, elle a habité 9 ans le Canada, partie à Saint-Hyacinthe, partie à Montréal ; mais tout cela accompagné de sautes brusques d'une idée à l'autre, avec gesticulations, rires, chants, tutoiements, propos absolument incohérents.

Rien à signaler dans l'état général de la malade qui paraît en très bonne santé physique et chez qui toutes les fonctions se font normalement.

Cet état d'excitation persiste avec les mêmes caractères d'incohérence jusqu'au 29 mars. La malade prend régulièrement chaque soir 3 grammes de chloral, moyennant quoi elle dort 3 à 4 heures par nuit. Dans la journée, ce sont les mêmes cris, les mêmes chants, les mêmes discours incohérents, que la malade débite avec des jeux de physionomie très mobiles, secouant ses cheveux qu'elle laisse pendre au hasard, frappant dans ses mains ou rejetant ses couvertures ; par moments elle se montre agressive, crachant quelquefois à la figure des personnes qui l'approchent. Mais ces mouvements de violence sont absolument accidentels et l'instant d'après M$^{me}$ T..., calmée, se montre très douce et très docile.

Entre temps la malade a eu ses règles d'une abondance moyenne, et pendant la durée desquelles l'état mental ne s'est d'ailleurs aucunement modifié.

Le traitement institué consistait en 6 grammes de bromure de sodium, 3 grammes de chloral le soir et un bain de 3 heures dans la journée.

Dès le 29 mars l'état s'est notablement amendé, l'agitation persiste bien toujours, mais par intervalles seulement, et des périodes de calme tendent à s'installer de plus en plus longues ; l'agitation motrice notamment n'apparaît plus que rarement. Malgré une grande incohérence persistante, malgré un état d'exaltation cérébrale qui fait que la malade interpelle tout le monde, rit et chante la plupart du temps en patois ou débite des phrases comme celle-ci : « Puisque nous portons un nom français, soyons francs ! », malgré de nombreuses illusions qui lui font appeler le médecin du nom de son amant, lui disant : « Oui, vous savez bien, vous m'avez connue au Canada », il est cependant facile de fixer son attention, pour un temps du moins, et d'en obtenir des réponses précises.

Cet état de légère agitation va dorénavant se maintenir à peu près stationnaire un assez long temps.

En dépit d'une grande lucidité d'esprit, M$^{me}$ T... présente encore par moments des crises d'excitation avec chants, attitudes étranges et discours incohérents ; elle interpelle parfois les autres malades, prenant pour elle ce qui se dit dans la salle ; elle semble par moments avoir quelques hallucinations de l'ouïe, mais mal caractérisées ; il lui arrive par exemple de débiter des phrases comme celle-ci : « Je m'appelle Adrienne T... et j'ai du lait. — Et demain comment m'appellerai-je ?.. J'ai pris cela dans des cocottes... », puis elle se retourne subitement et comme répondant peut-être à une hallucination : « Je ne suis pas une cocotte du tout ! »

A partir du milieu du mois d'avril on a supprimé le chloral du soir, qui est remplacé par un bain de 2 heures, donné à 8 heures ; la malade reste ordinairement calme et dort suffisamment.

Au milieu du mois de mai, l'amélioration persistant, la malade commence à s'occuper un peu, mais pas encore d'une façon suivie ; elle confectionne des vêtements de poupée, s'amuse un peu comme une enfant, et rit toujours hors de propos. Bien qu'elle cause plus volontiers et plus raisonnablement, elle présente cependant encore une certaine note exubérante et instable, et ne se rend d'ailleurs qu'un compte très imparfait de sa situation et de ce qui se dit autour d'elle, en proie à des illusions fréquentes qui lui font par moments interpréter à faux ce qui se dit ou se fait autour d'elle.

De temps en temps il y a encore des bouffées d'excitation avec chants, extravagances, incoordination des idées, insomnie, mais cela est très passager et ne dure pas plus d'un jour ou deux.

A partir du mois d'août un changement notable s'opère : la malade s'occupe plus régulièrement à divers travaux de couture plus sérieux que ceux auxquels elle se livrait autrefois, ou aux soins du ménage : elle a beaucoup plus de suite dans les idées, elle commence à réclamer sa sortie, s'intéresse à ce que deviennent ses enfants, reçoit très affectueusement et très raisonnablement son ami qui vient la voir ; elle a conservé le souvenir de sa crise qu'elle explique en disant : « Oui, j'ai été un peu exaltée, mais c'est passé maintenant, c'est ma tête qui travaillait, j'étais folle ». Elle évite, d'ailleurs autant que possible, de parler de cet accident, et a repris absolument une vie et une attitude normales ; ses facultés intellectuelles paraissent absolument intactes et le 20 août on peut la rendre à la liberté dans un état de guérison qui paraît parfait.

## Observation VI

(recueillie dans le service de M. Magnan).

*Excitation maniaque avec désordre dans les idées et dans les actes chez une intermittente.*

M$^{me}$ P... Françoise, âgée de 59 ans, entrée, pour la sixième fois dans le service de l'admission le 7 mars 1898, transférée convalescente le 24 juin à l'asile de Ville-Évrard.

*Antécédents héréditaires.*— Le père de M^me P..., qui est mort à l'âge de 74 ans, n'aurait rien présenté de particulier au point de vue nerveux; mais il était âgé de 64 ans quand est née notre malade.

Sa mère est morte à 43 ans des suites de l'accouchement qui lui donna le jour.

Ses deux frères, officiers en retraite, ont toujours été bien portants. On ne connaît aucune maladie nerveuse ou mentale dans la famille.

*Antécédents personnels.* — D'un caractère naturellement doux, ordinairement calme, M^me P... n'aurait rien présenté de particulier dans sa jeunesse. Mariée à 20 ans, elle eut 5 enfants, tous nés à terme dont quatre sont morts dans la première semaine. Une fille seule vit encore actuellement âgée de 36 ans, et qui paraît bien portante.

Le premier accès d'excitation maniaque qui amena le premier internement date du 16 mai 1882. La malade était alors âgée de 44 ans.

Tous les accès, d'après la fille de la malade, débuteraient de la même façon; la malade ne dort plus, elle devient loquace, ne reste pas un instant en place, s'alimente d'une façon irrégulière, se livre à des actes de dévotion exagérés; en quatre ou cinq jours l'accès atteint son apogée, la malade crie, gesticule, chante, pleure, déclame; elle est Jeanne d'Arc, elle veut sauver la France. C'est alors que l'internement devient nécessaire. Les cinq premières crises auraient duré un mois. Le diagnostic à l'entrée a toujours été, excitation maniaque.

Le 2^e séjour à l'asile date du 13 novembre 1882;

Le 3^e du 3 août 1883;

Le 4^e du 17 octobre 1896;

Le 5^e du 4 juillet 1897.

Cette dernière fois elle était sortie de l'asile le 29 août suivant, la crise ayant cessé presque brusquement le 14, sans période de dépression consécutive à l'accès maniaque; elle avait repris ses occupations habituelles, ayant conservé le souvenir de son accès; aucun affaiblissement intellectuel n'a été remarqué.

Depuis les premiers jours du mois de mars, Mme P... se montrait légèrement surexcitée; elle dormait mal, se plaignait fréquemment de souffrir de la tête: elle déployait une activité exagérée, se relevait à chaque instant dans la nuit pour circuler sans but dans l'appartement. La malade se rendait du reste partiellement compte de ce que son état présentait d'anormal et elle réclame elle-même son internement.

Deux ou trois jours avant le début, elle avait été légèrement déprimée, paraissant plus triste, restant parfois assise dans un coin, inactive, les yeux fixes, sans expression.

Le 6 mars la crise est nettement déclarée et le 7 la malade est conduite à l'asile Sainte-Anne où on la couche immédiatement au dortoir d'alitement.

Là elle se montre très expansive et très exaltée, très communicative; elle serre les mains des personnes qu'elle reconnaît, rit, déclame, chante toutes sortes de refrains connus; elle paraît très gaie et satisfaite de son séjour à l'asile.

La température est normale, le pouls, bon, bat 88 fois à la minute; l'insomnie est à peu près complète malgré 3 grammes de chloral donnés régulièrement tous les soirs. On ordonne à la malade 3 grammes de bromure de sodium et un bain de deux heures dans la journée.

L'excitation persiste les jours suivants, avec le même caractère expansif et gai; la malade se montre ordinairement loquace, elle se livre à toutes sortes d'excentricités, fait des gesticulations emphatiques, prend des attitudes de commandement ou de prière, rit sans motif apparent, chante des cantiques ou des chansons de café-concert, elle semble cependant affectionner de préférence les chants d'église et les attitudes nobles; de temps en temps elle quitte son lit pour s'agenouiller au milieu de la salle; au milieu de toutes ces extravagances Mme P... conserve la plus grande lucidité d'esprit; elle répond correctement aux questions posées et se soumet volontiers au traitement.

Dès le 25 l'excitation semble se calmer notablement, la malade dort ordinairement 5 à 6 heures par nuit grâce, il est vrai, au chloral du soir. De temps en temps elle paraît même déprimée, pleure par moments, se cache sous ses couvertures, refusant de répondre quand on l'interroge; mais ce ne sont là que de très courts instants et qui sont loin d'être la note dominante.

Le 26 mars la température s'élève le soir à 38°,8 et le 27 elle monte jusqu'à 40°; le pouls est rapide et bat 112, régulier d'ailleurs et assez plein; il n'y a ni diarrhée ni constipation, mais la langue est chargée d'un enduit épais.

On supprime les bains et le bromure et on ordonne $0^{gr},50$ de chlorhydrate de quinine et $0^{gr},50$ de benzonaphtol, le lendemain la malade est constipée et on doit avoir recours à un lavement purgatif. La température oscille autour de 39° et va s'y maintenir avec des différences d'un degré dans les températures du matin et du soir pendant 3 jours.

Le 28 on constate une éruption vésiculeuse sur un fond érythémateux au niveau des sourcils, de l'angle du nez, etc., sur le sommet de la tête; la langue est toujours très saburrale, aussi prescrit-on un gramme de calomel.

Le lendemain, la rougeur s'étend diffuse sur toute la région des sourcils, au niveau du pavillon de l'oreille, sur le sommet de la tête. Quelques petites pustules apparaissent. Au milieu de tout cela l'excitation continue à rétrocéder, avec légère tendance dépressive. Le 31, l'éruption a des tendances à s'effacer, la température baisse légèrement, mais la langue quoique humide reste toujours couverte d'un enduit blanchâtre, le ventre est souple, il n'y a ni diarrhée, ni constipation; mais l'alimentation devient irrégulière et du 20 mars au 3 avril on note une diminution de poids de $4^{kgr},500$.

Dans les premiers jours du mois d'avril, l'état général s'améliore progressivement, la langue se nettoie peu à peu, la température revient à la normale, pourtant le poids continue à diminuer jusqu'au 18 avril où il se relève rapidement. La malade présente des alternatives d'excitation légère et de dépression où elle pleure, manifeste quelques idées hypocondriaques et surtout des idées d'humilité; elle a bien trop à manger, on n'a pas besoin d'avoir autant de soins pour elle, il y a de pauvres femmes qui valent mieux qu'elle et en ont plus besoin ; elle parle d'aller au couvent ; mais aussitôt elle change d'idée, semble vouloir se mettre en colère et réprime aussitôt ce mouvement de mauvaise humeur, joint les mains et baisse les yeux d'un air contrit disant : « Ah ! mon Dieu, j'allais profaner ! »

Cet état va persister ainsi avec des alternatives d'excitation où elle déclame, chante, pousse de toutes ses forces des cris inarticulés ou en rapport avec ce qui se passe dans la salle et des périodes de dépression.

De temps en temps, on note encore des élévations thermiques au-dessus de 38° durant un jour ou deux, quelquefois trois et qui semblent en rapport avec des troubles digestifs, la langue en effet reste légèrement blanche et chargée.

Pourtant d'une façon générale le calme se rétablit peu à peu ; la malade descend l'après-midi au jardin et s'y comporte convenablement, elle a de longues périodes où elle reste absolument tranquille et parfaitement lucide ; ce n'est qu'à des intervalles de plus en plus rares et de courte durée qu'elle s'excite ; l'alimentation est plus régulière et le 24 juin on peut la transférer à l'asile de Ville-Évrard considérablement améliorée et en voie de convalescence.

## Observation VII

(recueillie dans le service de M. Magnan).

*Excitation maniaque avec désordre dans les idées et dans les actes. — Loquacité. — Propos incohérents. — Insomnie. — Quelques hallucinations.*

Mme G... Marie, âgée de 35 ans, entrée pour la première fois au service de l'admission le 22 septembre 1898, transférée le 25 octobre 1898 à l'asile de Vaucluse.

Nous n'avons pas pu recueillir les antécédents héréditaires.

Personnellement, Mme G... aurait toujours été bien portante

jusqu'à la maladie actuelle. Elle n'a jamais eu ni enfants ni fausses couches. Elle vivait depuis cinq ans avec un peintre en décors qui la quitta l'été dernier pour aller en Angleterre; il y a deux mois il lui apprend par lettre son intention de rompre avec elle; la malade s'en montre très affectée; elle devient plus surexcitable, parfois un peu exaltée, d'autres fois au contraire légèrement déprimée, elle dort mal, mange peu; néanmoins elle continue son métier de couturière.

Subitement, sans autre cause connue, l'excitation maniaque éclate 8 jours avant son entrée ici; elle s'exalte, paraît hallucinée, effrayée, on va venir la tuer, elle est poursuivie, elle tressaille au moindre bruit, erre au hasard dans sa chambre, gesticule, crie; si bien qu'on doit la conduire à l'infirmerie spéciale d'où on la dirige au service de l'admission.

Très turbulente et excitée à son arrivée, on la couche au dortoir d'observation. Malgré 3 grammes de chloral elle ne dort qu'une heure, gesticule incessamment, crie, chante, déclame, cherche fréquemment à quitter son lit; on doit la surveiller de très près pour l'empêcher de se lever. Très incohérente, elle ne paraît aucunement se rendre compte de sa situation; continuellement elle bavarde, débitant une série de discours sans la moindre liaison: « C'est moi qui ne l'enlèverai pas; je veux voir les dents..., la bouche..., les lèvres..., le frère..., pas celui qui crie si fort..., je vais les voir toutes et papa aussi..., c'est une marmelade..., je commence à en avoir assez..., personne ne me donne à boire ou à manger..., c'est la première morte..., je me suis recramponnée tant que j'ai pu, etc...»

L'état général laisse à désirer, la physionomie paraît fatiguée, les yeux cernés, le teint légèrement plombé; la langue est blanche, la température monte le 24 à 38°,4 et va se maintenir aux environs de 38° jusqu'au 17 octobre, avec toujours un état saburral des voies digestives et des alternatives de diarrhée et de constipation. La malade s'alimente d'ailleurs assez irrégulièrement et le 28 septembre on doit recourir à l'alimentation par la sonde (voie buccale).

Bien qu'alors la malade garde plus volontiers le lit, elle continue à se montrer très excitée : elle prend dans son lit des attitudes bizarres, s'appuie obstinément le dos contre le mur disant : « Nous sommes dos à dos avec ma sœur », elle parle fréquemment à voix basse, rit silencieusement, absolument indifférente à ce qui se passe autour d'elle ; parfois elle fixe un point de l'espace comme en proie à une vision et prend des poses extatiques ; le tout mélangé de propos incohérents, de bavardages incompréhensibles, de cris, de chants, de déclamations et de répétitions de mots à type maniaque : « Sur le gazon... Je suis née en prison... Je mourrai en prison... Ainsi soit-il... Ainsi soit-il... ». Cet « ainsi soit-il » revient fréquemment à la fin de ses phrases et paraît lui être suggéré par une autre malade qui elle-même emploie à chaque instant ce terme.

L'état général continue à rester défectueux : les lèvres sont sèches, la langue blanche, l'haleine fétide, le pouls rapide, la peau légèrement terreuse ; pourtant il y a assez régulièrement 3 à 4 heures de sommeil par nuit, grâce il est vrai à des lavements de laudanum ou de chloral qu'on ne donne d'ailleurs pas chaque soir.

Le 30 septembre, les règles apparaissent sans amener de grande modification dans l'état physique ou mental ; à partir de ce moment, la malade mange seule, en sorte qu'on a eu besoin de recourir à l'alimentation artificielle pendant deux jours seulement.

Cet état persiste avec les mêmes caractères, jusqu'au 17 octobre, époque où la température revient à la normale ; mais dès le 11 déjà une légère détente se produit ; la malade est moins absorbée par son délire, elle se rend un peu mieux compte de ce qui se passe autour d'elle ; elle comprend la plupart des questions qu'on lui pose, et si elle n'y répond pas, c'est plutôt par l'effet de la fuite de ses idées que par obtusion intellectuelle.

A partir du 17 octobre, la maladie revêt plus franchement les caractères de la manie subaiguë, la malade s'agite dans son lit, remue en tous sens ses couvertures, se dresse debout et chante ou déclame, la tête couverte de son oreiller ; la nuit elle dort 5 à 6 heures d'un sommeil tranquille, la physionomie est beaucoup plus reposée, l'alimentation très suffisante ; il y a même dans la journée des intervalles assez longs de calme complet ; dans l'après-midi la malade descend au jardin et s'y tient correctement ; en sorte que le 25 octobre on peut la transférer à l'asile de Vaucluse en voie d'amélioration notable.

## Observation VIII

(recueillie dans le service de M. Magnan).

*Excitation maniaque simple chez une paralytique générale.*

U... Véronique, âgée de 38 ans, cuisinière, entrée pour la seconde fois dans le service de l'admission, le 15 mars 1897, sortie en état de rémission le 31 octobre 1898.

*Antécédents héréditaires.* — Grand-père paternel et tante du même côté ont été atteints d'aliénation mentale.

Mère morte à 65 ans d'un cancer de l'utérus.

Pas de renseignements sur le père, ni sur les autres membres de la famille.

*Antécédents personnels.* — Ne présentent rien de particulier ou du moins nous ont été donnés comme tels.

Pas de syphilis certaine.

En septembre 1896, début de la paralysie générale, marqué par un changement dans le caractère et les habitudes, des alternatives d'excitation et de dépression avec préoccupations hypocondriaques, des lacunes dans la mémoire, un léger affaiblissement portant sur toutes les facultés intellectuelles, de l'inégalité pupillaire et de l'hésitation dans la parole.

Premier internement à l'admission le 23 février 1897 ; séjour d'un mois à l'asile de Ville-Évrard, d'où la malade sort en rémission et peut reprendre son métier de cuisinière, ne semblant conserver en apparence qu'un léger affaiblissement de la mémoire.

Le 8 mars, après quelques jours de surmenage et de travail

forcé, à l'occasion d'une discussion assez vive avec un valet de chambre qui lui devait de l'argent, elle quitte subitement sa maison, emportant et cachant sur elle toute sa fortune, prend une voiture et arrive au milieu de la nuit chez son beau-frère ; elle sonne, pénètre dans la cour où elle erre au hasard ; il semble qu'elle ait eu à ce moment un ictus, car elle est tombée et n'a jamais pu dans la suite se rappeler ce détail. Elle sort un instant après ; on la trouve le lendemain matin, blottie sous une porte cochère ; elle paraît très exaltée, effrayée, criant : « Cachez-moi, cachez-moi ! la police est à mes trousses, j'ai donné de faux noms, de fausses adresses ».

Le lendemain elle se calme, paraît avoir oublié en partie la scène de la veille : mais le surlendemain elle s'exalte à nouveau, en proie cette fois à l'excitation maniaque ; elle écrit des pages entières de mots sans suite, sans signification, ne s'arrêtant même pas dans l'obscurité : elle débite toutes sortes de propos incohérents, le plus souvent en langue basque (elle est des Hautes-Pyrénées), chante des chansons qu'elle invente de toutes pièces, ou composées d'anciennes réminiscences : qu'elle était gâteuse à Ville-Évrard, qu'elle était malheureuse, etc.

Pendant une journée encore elle se calme, puis à nouveau l'excitation reparaît, toujours plus intense, avec cette fois une grande agitation motrice et des mouvements de violence subits. On la conduit alors à l'infirmerie spéciale du Dépôt, d'où le lendemain elle est amenée à l'admission de Sainte-Anne.

A son entrée dans le service, la malade qui arrivait camisolée est immédiatement délivrée de ses liens et couchée au quartier d'alitement.

Elle est en proie à une agitation continuelle, verbale et motrice : elle bavarde, chante, rit ; tout cela sans suite, au hasard de ses associations d'idées, prenant fréquemment comme point de départ de ses chansons, un incident qui survient dans la salle, l'arrivée du médecin, qu'elle reconnaît très bien pour tel, un mot prononcé dans la salle par une autre malade, le bruit d'une pièce de monnaie qui tombe dans le couloir voisin.

En même temps elle se livre à toutes sortes d'excentricités, rit à tout propos, grimace, tire la langue, cligne des yeux, rejette ses draps, ses couvertures, ses oreillers, lance les jambes en l'air, gambade, frappe rythmiquement dans ses mains ; elle ôte sa chemise, la remet pour l'ôter encore, s'assied sur son lit, se met debout, esquisse un pas de danse, se recouche ; fréquemment elle cherche à quitter son lit, mais elle y rentre à la première injonction et il suffit de placer une infirmière à côté d'elle sans qu'il soit besoin de la maintenir autrement que par la persuasion ; si l'on ne peut en effet obtenir de la malade aucune réponse précise aux questions posées, elle comprend du moins ce qu'on exige d'elle et est loin d'être étrangère à ce qui se passe dans la salle. Son agitation d'ailleurs n'a rien de violent en général ; aucun de ses mouvements ne paraît commandé par des troubles sensoriels, à aucun moment il ne sera permis d'affirmer la présence d'hallucinations de quelque nature qu'elles soient. C'est en un mot l'état maniaque pur avec en moins les impulsions violentes de la manie aiguë, avec une rapidité moindre des mouvements du langage, avec plus de lenteur dans les conceptions et dans l'association des idées, avec quelque chose de plus terne, de plus monotone, de plus puéril, avec une légère teinte démentielle qui jointe à l'inégalité pupillaire persistante (pupille gauche plus large), est le seul indice de paralysie générale que l'on puisse actuellement dépister. D'hésitation, d'accrocs dans la parole, on ne peut en effet en percevoir, du moins les premiers jours ; tout le langage de la malade consistant ordinairement en chansons ou en mots décousus, exprimés la plupart en langue basque, souvent aussi en cris inarticulés. Ce ne sera guère que dans une dizaine de jours, alors que l'agitation tendra à se calmer légèrement qu'on pourra noter quelques achoppements dans la prononciation de certains mots.

Le traitement institué consiste en sédatifs nerveux : bromure de sodium prescrit à la dose quotidienne de 4 grammes ; balnéation tiède à 33°, pendant une heure ou deux chaque jour, selon le degré d'agitation. De temps en temps le soir, on a recours en outre à l'ingestion de 3 grammes de chloral pour procurer à la malade quelques heures de sommeil. Enfin, et comme base du traitement, repos au lit, absolu les trois premiers jours, mitigé ensuite par une, deux ou trois heures de séjour debout, au jardin, à mesure que l'agitation est moins aiguë.

Cet état va persister ainsi de longs mois sans autre modification que ce fait intéressant à relever et de règle dans ces agitations à forme maniaque : la malade que nous avons vue à son arrivée, essayer plusieurs fois dans la journée de s'enfuir de son lit, ne fait plus au bout de 3 ou 4 jours que de rares tentatives, et bien plutôt, semble-t-il par jeu que par besoin, se recouchant au premier signe.

A noter, le 27 mars, un léger mouvement fébrile (38°,4 le matin, 38°,2 le soir), avec phénomènes gastro-intestinaux (constipation, langue chargée) qui cèdent d'ailleurs à l'administration de 0gr,50 de calomel.

Le lendemain, la température revient à la normale, mais pour s'élever de nouveau, le 3 avril, à 38°,8 le soir.

Le 4 avril, à la visite du matin, on trouve la malade dans un état de prostration profonde : étendue sur son lit, elle reste inerte, sans mouvement, sans réaction, muette, insensible à toutes les tentatives faites pour secouer cette torpeur ; les yeux restent obstinément clos ; il n'y a pas eu de garde-robe depuis 24 heures ; la langue est humide, mais chargée, le pouls régulier bat 96 fois par minute, la respiration bien rythmée est de 20 par minute. Rien à l'auscultation des poumons ; on n'a pas remarqué dans la nuit de phénomènes spéciaux, en particulier pas d'ictus, ni d'attaque épileptiforme. Aucune manifestation cutanée, de quelque nature que ce soit.

En soulevant les paupières, atteintes depuis quelques jours de blépharite ciliaire, on constate une double conjonctivite catarrhale avec suffusion sanguine sous-conjonctivale.

La température est à 39°, elle montera le soir à 39°,5. On prescrit à la malade 1 gramme de calomel, 0gr,30 de chlorhydrate de quinine et on supprime jusqu'à nouvel ordre le bromure, la balnéation et la sortie au jardin de l'après-midi. On fait en outre des attouchements locaux au nitrate d'argent.

Le lendemain 5, la fièvre tend à baisser légèrement, l'état général est plus satisfaisant. Bien que très prostrée encore, la malade a par moments de petites bouffées d'excitation du même type que celle des jours précédents ; elle continue à s'alimenter assez facilement (lait et œufs).

Le 6 mars la température est tombée à 38° et va se maintenir aux environs de ce chiffre pendant 4 jours encore ; la conjonctivite est en pleine période d'acuité, l'écoulement, de muqueux devient muco-purulent ; on fait des lavages abondants et des badigeonnages bi-quotidiens au nitrate d'argent ; dès le lendemain une détente se produit, et 3 jours plus tard l'écoulement a complètement cessé, aucune complication n'est à redouter du côté de la cornée.

En même temps l'insomnie et l'agitation reparaissent et le 8 avril on retrouve la malade dans le même état psychique qu'avant ce petit incident.

Le 17, nouvelle élévation de la température à 38°,5 le soir ; cette poussée fébrile qui coïncide avec l'apparition d'un petit abcès sous-cutané du coude droit cède le 19 avec l'ouverture au bistouri de la collection purulente. On n'a constaté aucune modification dans l'état mental qui fut en rapport avec cette élévation thermique.

C'est toujours et ce sera longtemps encore la même agitation à forme maniaque du début, la même turbulence presque incessante, les mêmes discours incohérents entremêlés de chants, de sifflements, de danses, de gambades extravagantes. Mais à mesure que l'agitation décroît, qu'elle prend de plus en plus le type subaigu, perce davantage le fond légèrement démentiel de la malade. Elle diffère en effet par un ensemble de nuances délicates il est vrai, mais assez nettes cependant de la maniaque franche ; sa conversation est moins riche, ses réflexions moins piquantes, ses associations d'idées moins rapides, elle se contente de chantonner ou de siffler, de pousser des cris plus ou moins bizarres, d'imiter divers bruits par des onomatopées ; il faut ordinairement la provoquer pour en obtenir un discours un peu prolongé et encore tourne-t-elle ordinairement dans le même cercle très limité d'idées relatives le plus souvent à son ancienne profession de cuisinière, à son talent pour faire cuire « les bons petits beefsteacks aux pommes » ; son ton de voix est monotone, traînant, enfantin, avec parfois de légers accrocs ; il n'y a pas jusqu'à son agitation motrice qui ne paraisse se ressentir aussi de cette insuffisance de l'idéation ; elle consiste plutôt en effet en attitudes extravagantes qu'en mouvements variés ; ce sont des pas de danse esquissés, des gesticulations rythmiques des bras accompagnant ses chansons et en marquant la mesure ; fréquemment elle s'allonge à plat ventre sur son lit, la tête aux pieds du lit, ou se tient accroupie sur son matelas, enfouie sous ses draps, et quand on vient à la découvrir on la trouve là souriant et sifflotant. Le fond de son caractère est en effet une gaieté douce et tranquille que rien n'altère.

A partir du 20 avril les symptômes fébriles ayant complètement disparu on a repris les bains quotidiens d'une à deux heures, le bromure de potassium à la dose de 4 grammes et le chloral du soir soit en potion (3 grammes), soit en lavement (6 grammes), la malade refusant en effet fréquemment de le prendre spontanément.

Dès le 1er septembre on cesse complètement les hypnotiques, l'agitation qui depuis un mois s'atténuait progressivement tend de plus en plus à disparaître ; il y a des intervalles de calme complet de plus en plus longs où la malade est capable de nous fournir des renseignements assez précis sur sa vie passée.

A la fin du mois elle quitte le dortoir d'alitement ; l'agitation a totalement disparu ; la malade s'occupe avec soin à divers travaux de ménage ; on peut la considérer comme guérie de son accès maniaque.

Jusqu'au 31 octobre, elle restera encore à l'asile, pour sortir ensuite en liberté et retourner à la campagne dans son pays natal.

L'état de santé physique est des plus satisfaisants.

Le poids qui à l'entrée de la malade était de 51kgr,500, avait consécutivement aux poussées fébriles successives baissé de 10 kilogrammes le 9 mai, remonté ensuite à la fin du même mois jusqu'à 43 kilogrammes ; il baisse à nouveau le mois suivant (39kgr,300, le 20 juin), mais pour remonter d'une façon continue et progressive et atteindre au moment où la crise d'agitation est finie et où la malade quitte le dortoir d'alitement 53kgr,500.

Quant à la paralysie générale, elle semble ne pas avoir fait grand progrès pendant toute la durée de la maladie ; mais pour frustes qu'ils soient, les symptômes n'en sont pas moins suffisamment nets : c'est un état d'euphorie permanente sans idées ambitieuses ; la malade sourit dès qu'on l'approche, et sans distinction de personnes, elle ne s'inquiète aucunement de sa santé, ni de son avenir, bien qu'elle ait en partie conservé le souvenir de son accès passé, elle ne s'en préoccupe en aucune façon, elle n'a jamais eu à aucun moment de sa convalescence la moindre dépression mélancolique si légère soit-elle ; interrogée sur ce qui lui est arrivé, elle se contente de répondre avec son inaltérable sourire : « c'était là-dedans » en montrant sa tête. Sa mémoire d'ailleurs laisse quelque peu à désirer, elle ne peut préciser la date de son entrée ni la durée de son séjour à l'asile. Le cercle de ses idées est des plus restreints, on ne peut guère obtenir d'elle une conversation prolongée.

Comme symptômes physiques, à noter l'inégalité pupillaire qui examinée fréquemment au cours de l'accès d'agitation n'a pas varié un instant, une extrême paresse des réflexes lumineux, une parole traînante, quelque peu chantante et monotone, enfin des accrocs, des syllabes sautées ou transposées après quelques minutes de conversation ou de lecture. Son écriture au bout d'un certain temps est tremblée, il y a des mots passés, des syllabes répétées.

On peut donc affirmer la présence constante de la lésion cérébrale diffuse.

Dans tous ces cas d'agitation qui ont été choisis comme nous l'avons déjà dit, parmi les plus prononcés, l'application du traitement par le repos au lit a été possible et presque toujours facile.

Tous les médecins qui ont passé quelques matins dans le service de l'admission ont pu aisément s'en convaincre et les surveillants et les infirmiers dont le témoignage sur ce point a sa valeur sont unanimes à reconnaître que les maniaques qu'ils connaissent bien, sont, parmi les agités, les plus faciles à maintenir au lit.

Cependant nous avons dit, ailleurs, que chez trois maniaques on avait eu recours à des injections d'hyoscine. Dans deux des cas, il s'agissait de maniaques modérément excités, qui sous l'influence d'un plus grand nombre d'agités dans le dortoir, s'étaient exaltés plus qu'à l'ordinaire. On avait eu recours à ces injections non seulement pour vaincre une agitation qui n'avait rien d'excessif, mais aussi pour remettre un peu de calme dans le quartier. Dans le troisième cas il s'agissait d'un maniaque opéré récemment au dehors d'une hernie inguinale, et qui, dans son agitation, aurait pu déchirer son pansement.

Deux maniaques ont été isolés. L'une (Obs. III) dont l'état général était assez grave fut mise une nuit dans une chambre d'isolement où elle était veillée par deux infirmières. C'était là une mesure de précaution et non une mesure prise dans un cas d'impossibilité du traitement par le repos au lit. L'autre dont voici l'observation fut mis dans une chambre d'isolement pendant une après-midi seulement.

## OBSERVATION IX

(recueillie dans le service de M. MAGNAN).

*Excitation maniaque avec désordre dans les idées et dans les actes. — Loquacité. — Propos incohérents. — Insomnie. — Tuberculose pulmonaire.*

L... Clodomir, cocher-livreur, 39 ans. Entré à l'admission le 12 octobre 1898, mort le 18 novembre 1898.

*Antécédents héréditaires.* — Père mort tuberculeux.

Mère orgueilleuse, emportée, bonne santé physique.

*Antécédents personnels.* — De tout temps L... fut d'un caractère égal et doux. Il faisait régulièrement son métier de cocher-livreur.

Marié depuis 16 ans, L... a toujours vécu en bonne intelligence avec sa femme. Il en a eu deux enfants (13 et 9 ans) qui tous deux sont bien portants et n'ont jamais eu de convulsions.

L... n'a jamais fait de maladies graves mais buvait d'une façon excessive.

Depuis deux mois et demi L... est devenu sombre sans motif appréciable. Puis à cette phase dépressive succéda de l'exaltation. L... devient très bavard, incohérent. La nuit il ne dort plus. Pour ces motifs sa femme le conduit à l'asile le 12 octobre 1898.

Alité aussitôt, il passe une première nuit calme mais sans sommeil. Par intervalles il pleure. Dans la journée, excitation, loquacité. Très familier, il tutoie tout le monde dans le service. Il remue sans cesse, essaie de se lever. Son état physique est assez bon malgré une notable élévation de température (38°,5).

L'examen somatique ne révèle rien de spécial, mais il nous faut dire que l'auscultation n'a pu être pratiquée que très sommairement vu l'agitation, la résistance et le bavardage incessant du malade.

La nuit suivante est plus mouvementée que la précédente. L... crie, chante, se lève et va même donner un coup de poing au veilleur. Cette agitation croît dans la journée, L... devient de plus en plus violent et on le met dans une chambre d'isolement. Là il dresse son lit contre la porte, frappe sur les murs, bavarde constamment d'une façon incohérente. Après un séjour d'une demi-journée dans la chambre d'isolement on le remet dans le dortoir d'observation. Il continue à s'y agiter, voulant se lever à tout moment, répondant à toute injonction par des injures et des menaces.

Pendant une dizaine de jours son état reste sensiblement le même : loquacité, propos incohérents, violences, injures. Il reste cependant plus facilement au lit et l'on n'a plus recours à l'isolement. On peut toujours fixer au moins un instant son attention en s'attirant d'ailleurs les réponses les plus grossières.

Mais peu à peu son agitation change de caractère. Les bruits de la salle, le personnel n'attirent plus son attention, il se tourne plutôt vers le mur qu'il frappe ou qu'il frotte tout en bavardant. Peut-être entend-il quelques voix derrière le mur. L'agitation se calme et maintenant consiste surtout en quelques mouvements brusques dans son lit qu'il ne laisse plus et surtout en une logorrhée intarissable. En même temps que se montrait cette accalmie de l'agitation, la fièvre qui s'était abaissée (37° à 37°,5) s'allume à nouveau. Le malade fait un œdème de la glotte d'origine tuberculeuse. Il est trachéotomisé et succombe le 18 novembre à une tuberculose pulmonaire qu'a révélée l'autopsie et qui n'avait été que soupçonnée pendant l'existence du malade.

Outre la tuberculose pulmonaire manifeste, l'autopsie montre au niveau du cerveau une congestion intense de toute la couche corticale qui au lieu d'être grise est de teinte hortensia. On ne relève rien de particulier dans les autres viscères.

Nous pouvons donc faire abstraction des mesures spéciales qui ont été prises envers les maniaques simples et conclure sans restriction que le traitement par le repos au lit est toujours possible chez les agités simples.

Mais la possibilité de ce traitement en implique-t-elle la nécessité ?

Qu'on lise nos observations qui n'ont pas été choisies pour démontrer l'existence de troubles somatique chez les maniaques, mais qui ont bien été prises au hasard, et nous pensons que l'on sera convaincu.

Souvent, surtout au début de l'accès, nous notons un état fébrile. Dans presque tous les cas nos malades ont présenté un état saburral caractérisé par une langue blanche et de la constipation. Disons cependant que bien des auteurs mettent ce dernier symptôme sur le compte du repos au lit. La menstruation a presque toujours été troublée. Enfin, en dehors de toute affection organique nettement caractérisée, nous avons parfois relevé un état général inquiétant, amaigrissement, facies pâle, traits tirés, etc. Il n'en faut pas plus, nous semble-t-il, pour conclure à la nécessité du repos au lit.

Le traitement par le repos au lit est donc possible et nécessaire chez les agités simples.

Quelle est maintenant son action thérapeutique ? Le repos au lit diminue l'intensité de l'agitation.

« Il est, dit M. Magnan, un fait très intéressant à relever, c'est depuis la suppression de la camisole de force, la disparition de la fureur maniaque, colère du maniaque, disait Esquirol, et actuellement avec l'alitement c'est la disparition rapide de la forme suraiguë de la manie ». Chez le maniaque tout moyen de contrainte, tout ce qui entrave son besoin de mouvement est cause d'irritation et d'un redoublement d'agitation. Or le lit n'est pas, pour le maniaque, un moyen de contrainte.

D'emblée, ou en peu de jours, le maniaque s'habitue au lit, il continue à s'y agiter, et, s'il en sort c'est pour y revenir aussitôt spontanément ou sur une simple invitation. Mais il faut que l'infirmier connaisse le caractère des maniaques, il faut qu'il sache bien que toucher ces malades, employer avec eux la force, c'est augmenter leur agitation et provoquer des réactions parfois violentes.

Les états de manie suraiguë étant supprimés par le repos au lit, nous ne voyons plus ces états congestifs qui menaient parfois les maniaques à l'une des formes du délire aigu et à la mort.

Les maniaques présentent une hyperexcitabilité des sens tout à fait remarquable. Or, le lit réduit au minimum toutes les impressions périphériques. Le lit sera donc, de ce fait, un modérateur de l'excitation.

Ce calme relatif, produit par le repos au lit, aboutira, après quelques jours à des instants de repos, au sommeil. Et ce sommeil dans un lit sera bien autrement réparateur que le sommeil dans une cellule, le plus souvent sur un plancher.

Grâce à ce repos, ces malades qui ont perdu tout sentiment de la fatigue musculaire se relèveront peu à peu de l'état d'affaiblissement dont ils n'ont pas conscience et nous ne verrons plus ces phénomènes d'épuisement consécutifs aux accès maniaques mal soignés. Lorsqu'arrivera la convalescence le malade sera dans un bon état physique et la guérison complète de l'accès surviendra bientôt.

Nous ne prétendons pas dire cependant que par l'alitement on guérira tous les états maniaques. Il est en effet un certain nombre de cas où l'état maniaque se termine par la démence et nous ne saurions dire si le traitement au lit a diminué le nombre de ces cas. On a pu remarquer que dans presque toutes nos observations d'accès maniaques, la terminaison a été la guérison. Mais ces observations représentent des cas d'agitation intense et c'est un fait reconnu que plus l'agitation maniaque simple est intense, plus grandes sont les chances de guérison.

Le repos au lit a encore cet avantage de faciliter la surveillance des malades. Le malade connaît mieux son infirmier et réciproquement. Les méfiances d'autrefois n'existent plus entre eux. Le maniaque mieux surveillé ne gâte plus que rarement et ne se livre plus à tous ces actes malpropres dont il était souvent coutumier en cellule.

On a reproché au traitement par le repos au lit d'affaiblir, d'anémier les malades. Cette objection paraît fondée et c'est pour y obvier que M. Magnan fait lever ses maniaques pendant trois à quatre heures l'après-midi. Si le temps le permet, les malades se promènent dans le jardin annexé au dortoir : si le temps est pluvieux ou trop froid, les malades circulent dans le dortoir, M. Toulouse également promène ses malades tous les jours.

La diminution de poids que l'on observe chez la plupart des malades, au début de leur accès maniaque, n'est pas due, selon nous, à l'alitement, mais à la maladie elle-même. Le traitement restant toujours le même, on voit en effet les maniaques atteindre ou dépasser leur poids primitif à la fin de leur accès.

On a encore accusé le lit de causer la constipation et aussi d'entraîner des habitudes de masturbation. Ces inconvénients, si légers qu'ils soient, seront facilement combattus soit par un traitement approprié, soit par une active surveillance.

Possible, nécessaire, puissant moyen thérapeutique, le traitement par le repos au lit est-il donc l'unique traitement de ces états d'agitation ?

Assurément non, mais il est à coup sûr la base du traitement. Les bains tièdes plus ou moins prolongés suivant le degré d'agitation, le chloral donné dans les cas d'insomnie rebelle, les toniques (extrait de quinquina), les antiseptiques intestinaux (benzonaphtol, bétol, salol) seront les adjuvants de ce traitement.

---

# AGITATION PAR RÉACTION

« On dit qu'un malade a de l'agitation, qu'il est agité, quand il éprouve un malaise qui le fait changer continuellement de position. » Cette définition de l'agitation donnée par Littré et Robin s'applique assez exactement à l'agitation que nous allons considérer maintenant. L'agitation y est, en effet, secondaire à un « malaise ». Dans les états maniaques simples, au contraire, l'agitation n'avait pas ce « malaise » pour cause; elle était la première manifestation d'un état morbide. Faisant abstraction de la cause anatomique ou fonctionnelle, on pourrait dire que l'agitation simple est spontanée, essentielle et qu'il s'agit là d'un type clinique bien défini.

Bien différent de ce type d'agitation sera l'agitation par réaction. Nous sommes ici en présence d'états morbides qui se manifestent d'abord par des désordres cérébraux de nature variable (douleur morale, anxiété morbide, conceptions délirantes, hallucinations, etc.). L'agitation n'est plus qu'un phénomène surajouté éminemment variable aussi, suivant l'état morbide, suivant la nature des représentations, suivant l'individu lui-même.

S'il était admissible, dans les états maniaques simples d'avoir surtout en vue le traitement de l'agitation qui était la première et la principale manifestation de l'état morbide, en est-il de même dans les états d'agitation par réaction ? Logiquement, il conviendrait de s'adresser à la cause immédiate de cette agitation si même on ne peut remonter plus haut et atteindre la cause primordiale de l'état morbide.

L'épreuve a été faite. On a essayé de détruire les conceptions délirantes, les hallucinations par divers moyens. Les meilleurs résultats ont été fournis par le traitement moral. « Les bons effets du traitement moral, dit Griesinger, dans les cas mêmes où des troubles somatiques ont concouru au développement de la folie, s'expliquent par l'influence que le cerveau exerce sur les autres phénomènes organiques, ce qui nous donne un puissant moyen de modifier indirectement les troubles somatiques divers de la circulation, de la digestion, etc., en provoquant divers mouvements psychiques ». On a essayé de supprimer les hallucinations soit par la méthode d'Hiffelsheim, qui consiste à soumettre les malades à un courant voltaïque faible dont les pôles sont constamment appliqués aux oreilles du malade, soit en provoquant d'autres hallucinations par le datura stramonium, le haschich, etc.

Tous ces moyens se sont le plus souvent montrés inefficaces ou insuffisants.

Nous nous trouvons donc en présence d'un symptôme, l'agitation, qu'il convient de traiter. Pour peu noble que soit la thérapeutique symptomatique nous sommes bien obligé d'y avoir recours en la circonstance, vu l'insuccès ou l'insuffisance des méthodes qui s'adressent soit à la cause initiale de la maladie, soit à ses premières manifestations.

Ce n'est pas à dire, d'ailleurs, que nous n'aurons en

vue que le traitement de l'agitation. On verra par nos observations que nous avons toujours eu souci des causes de cette agitation et des autres phénomènes morbides qui l'accompagnent.

Il nous a paru impossible de faire une classification vraiment clinique des états d'agitation par réaction. D'abord on ne pouvait songer à suivre la classification des maladies mentales. Dans la paralysie générale, dans la dégénérescence mentale nous aurions vu les formes les plus diverses d'agitation (excitation à type maniaque, accès mélancoliques anxieux).

D'autre part pouvait-on considérer les divers éléments contre lesquels réagissent les malades comme base d'une classification des états d'agitation? Pouvait-on décrire une agitation par réaction contre une douleur morale, une agitation par réaction contre des illusions et ainsi de suite pour chaque variété de conception délirante?

Théoriquement ce mode de faire était satisfaisant et c'est lui que nous avons suivi en partie, mais pratiquement on se heurte à nombre d'observations qu'on ne saurait faire rentrer dans une catégorie bien déterminée. Il faut reconnaître en effet que chez la plupart des malades les éléments qui causent l'agitation sont multiples, qu'en outre il peut parfois se surajouter un état maniaque simple qui dénature encore d'autant le type considéré.

Et ce n'est pas seulement cette multiplicité des éléments de réaction qui donne à l'agitation des aspects si divers, ce sont aussi les conditions variables des représentations morbides et les conditions de réaction particulières à chaque individu.

Les représentations morbides peuvent se présenter en effet sous les formes les plus diverses. Suivant qu'une hallucination apparaîtra soudainement ou au contraire qu'elle sera préparée par des bourdonnements, des bruits confus, la réaction sera différente. La réaction sera d'autant plus nette et souvent d'autant plus violente que la conception délirante, que l'hallucination seront elles-mêmes plus distinctes. L'hallucination peut être agréable, pénible, odieuse, effrayante, impérative, etc. ; autant de conditions qui entraîneront encore des réactions différentes. Enfin selon le sens affecté par l'hallucination (ouïe, vue, goût, sensibilité générale, etc.), il y aura encore une réaction variable. Les malades atteints d'hallucinations de la vue ont en général moins foi en leurs hallucinations que les hallucinés de l'ouïe.

L'agitation par réaction variera aussi dans de grandes proportions d'après l'état particulier de chaque malade. La réaction sera généralement plus violente chez un malade dont le cerveau était valide antérieurement que chez celui dont le cerveau était déjà taré. Les déments, les débiles réagissent faiblement. L'émotivité des malades, l'hyperesthésie psychique faciliteront l'éclosion de réactions à intensité morbide. Suivant qu'un individu aura une confiance exagérée en lui-même, ou qu'au contraire il sera pusillanime, le caractère de l'agitation variera encore.

Ces quelques considérations nous montrent la difficulté de classer les états d'agitation par réaction et nous permettent aussi d'entrevoir que le traitement par le repos au lit de ces états sera parfois possible, souvent rempli de difficultés, quelquefois impossible.

Voyons donc maintenant les résultats du traitement par le repos au lit dans ces états d'agitation par réaction. N'ayant pu établir une classification nette de ces états, nous nous bornerons à aller des états d'agitation peu intense jusqu'aux états d'agitation les plus prononcés. Toutes les observations que nous publierons seront prises parmi les états d'agitation les plus accentués dans le cas considéré, Nous tenons à faire cette remarque, parce que de cette publication pourrait se dégager cette idée que le traitement par le repos au lit est bien souvent difficile et même impossible. Mais il suffira de se reporter à notre statistique pour voir combien rares ont été les difficultés insurmontables. Si nous avons choisi le plus souvent les cas extrêmes c'est qu'il nous a semblé que nous envisagerions mieux ainsi les difficultés et que nous éviterions aussi plus facilement les critiques aisées que l'on eut pu nous adresser si nous n'avions considéré que des cas moyens.

Nous terminerons ce chapitre par l'exposé des résultats du traitement par le repos au lit chez les alcooliques. Ces malades ont un délire et une agitation assez spéciaux pour justifier une place à part. Mais dans ce groupe nous ne ferons rentrer que les alcooliques purs, c'est-à-dire sans tare dégénérative. Les dégénérés alcooliques délirent le plus souvent en deux temps : dans une première phase ils ont un délire alcoolique pur et ils pourront alors rentrer dans ce groupe ; dans une seconde phase ils ont un délire de dégénérés dans l'étiologie duquel l'alcool n'a joué que le rôle de cause occasionnelle ; ce délire n'est donc plus un vrai délire alcoolique et aura sa place ailleurs.

C'est dans les états morbides où il n'y a pas à proprement parler de délire ni d'hallucinations mais simplement des états de douleur morale, d'angoisse ou au contraire des états de bien-être, de satisfaction, que nous voyons l'« agitation-réaction » la plus modérée, la plus simple.

Voici d'abord l'observation d'une mélancolique à cette phase de douleur morale :

### Observation X

(recueillie dans le service de M. le Pr Joffroy).

*Mélancolie avec paroxysmes anxieux, idées et tentatives de suicide.*

C... Marie-Aline, modiste, 31 ans.

Entrée à la clinique le 21 décembre 1898.

*Antécédents héréditaires.* — Père s'est tué à l'âge de 62 ans, 8 jours avant l'entrée de la malade, en se précipitant par la fenêtre sous l'influence probable d'une hallucination, d'après le dire de son médecin. Etait très nerveux. Souffrait de l'estomac depuis 3 ans. Avait eu 3 hématémèses avec syncope et c'est après la dernière hématémèse qu'il s'est tué.

Mère, 56 ans, peu nerveuse, mais d'une santé délicate.

Grand-père maternel, mort d'une hémorragie cérébrale à 56 ans.

Frère, mort en venant au monde.

*Antécédents personnels.* — Née à terme. Enfance normale. Les règles apparaissent à 12 ans et viennent régulièrement. La malade n'a fait aucune maladie grave.

Modiste, la malade faisait bien son métier.

Il est difficile de déterminer le début de la maladie. Depuis 5 à 6 ans, la menstruation qui se faisait bien devient irrégulière, les règles avancent. Mais à cette époque on ne note pas de changement dans le caractère.

Six mois avant son entrée, la malade fit une perte d'argent (3,000 francs). Elle devient triste, préoccupée. Ces sentiments, qui paraissent d'abord justifiés et plausibles, prennent bientôt des proportions morbides. La malade devient indifférente. Elle se plaint elle-même de sa tristesse, qu'elle ne peut expliquer. Elle est obligée d'abandonner sa profession, va faire un séjour à la campagne et reste toujours triste. Par intervalles elle montre un peu d'anxiété. Tout ce qui touche à l'argent la tracasse, l'angoisse.

Elle redoute la misère. Un jour qu'on veut la conduire chez un médecin : « Pourquoi aller voir le médecin, dit-elle, pour lui donner de l'argent. Je sais ce que j'ai. »

Elle achète un objet, puis réfléchit et va le reporter. Elle essaie de travailler, mais elle ne peut y parvenir. L'effort soutenu lui est impossible.

A la fin de novembre, c'est-à-dire un mois avant son entrée, ses règles se suppriment. Puis enfin arrive la mort imprévue et dramatique de son père. « Cette mort l'a achevée » nous dit sa mère.

Elle perd alors complètement le sommeil. Elle veut se tuer avec sa mère pour retrouver son père. Elle parle d'allumer un réchaud. Elle bavarde sans trêve, gémit, se plaint qu'on n'a pas bien soigné son père. Elle s'accuse d'oublier son père puisque, dit-elle, elle ne peut pas pleurer. Elle mange machinalement, elle ne s'occupe plus de sa personne, néglige même les soins élémentaires de propreté.

Parfois elle reste très abattue, assise sur une chaise ou couchée sur son lit et se lamente.

Quelques jours avant son entrée elle a essayé d'étrangler sa mère, avec l'intention de se tuer ensuite. Puis elle a aussi essayé de se jeter par la fenêtre pour mourir comme son père.

Enfin, la veille de son entrée, elle entre dans une église avec sa mère, s'échappe pour aller on ne sait où. Elle est arrêtée par la police et menée à l'infirmerie spéciale du Dépôt, et de là dans le service du Pr Joffroy.

A son arrivée elle est très triste, très déprimée. La tête baissée, elle reste immobile sur la chaise où elle est assise. Il faut lui arracher les paroles ; en insistant elle finit par dire qu'elle a perdu son père, qu'elle en a eu un grand chagrin, mais elle n'est pas malade, dit-elle, et ceux qui ont dit qu'elle avait voulu se tuer se sont trompés.

Pouls petit et rapide.

Pendant la première nuit passée à l'asile, elle ne dort pas, elle se lève constamment pour s'en aller. Le matin à la visite, elle se montre très anxieuse, fait ses confidences, à l'inverse de la veille où elle s'était montrée réticente. « Je vais tout vous avouer... Je ne suis pas cause de la mort de mon père... Mais je n'ai peut-être pas été pour lui tout ce que je devais être... J'ai peut-être été brusque ». Puis elle se plaint de ce sentiment, si fréquent chez les mélancoliques au début, de ce sentiment d'anesthésie psychique : « Je voudrais avoir des remords... mais je ne sens rien.. je voudrais pouvoir souffrir. »

Tantôt elle est abattue et muette, tantôt au contraire, elle est anxieuse, ne peut rester en place, se lève, veut s'en aller, ou bien éprouve le besoin de faire des confidences sur un ton monotone, ce sont toujours les mêmes plaintes, se terminant le plus souvent par cette exclamation : « Mon Dieu que je suis malheureuse ».

En dehors de cet état pénible de douleur morale et d'anxiété, on ne relève pas de délire à proprement parler, pas d'hallucinations.

La respiration est courte et superficielle. Le pouls petit et rapide.

Il n'y a jamais eu de fièvre.

Enfin on note un léger nuage d'albumine dans l'urine.

Le traitement a été le repos au lit. En outre, pendant les premiers jours, on a soumis la malade au régime lacté jusqu'à disparition de l'albumine.

Cette observation nous montre une agitation très atténuée que nous avons rarement l'occasion d'observer dans les asiles. Ordinairement les mélancoliques que nous voyons ont un délire net et le plus souvent des hallucinations.

Il sera évidemment très facile de pratiquer le traitement par le repos au lit chez des malades de ce genre.

Les indications du traitement ne sont pas aussi précises que dans les états de mélancolie anxieuse avec hallucinations, mais néanmoins elles sont suffisantes. Le repos au lit régularisera mieux que tout autre moyen les fonctions circulatoire, respiratoire, digestive, etc., toutes plus ou moins atteintes comme en témoignent un pouls petit, une respiration courte et superficielle. Le lit convient à merveille à ces malades qui ainsi ne sont plus en butte aux taquineries. Le lit n'est pas pour eux un moyen de contrainte car ils sont en partie conscients de leur état et veulent bien être considérés comme des malades.

A cette « agitation-réaction » contre une douleur morale, nous pourrions opposer l'« agitation-réaction » contre des idées de satisfaction, de richesse, de grandeur. Ces états fréquents chez les paralytiques généraux et les dégénérés sont des états d'agitation également très modérée. Il s'agit de malades heureux, qui aiment à bavarder, conter leurs exploits, leurs talents et qui parfois s'agitent ou se révoltent si l'on vient à s'opposer à leurs volontés. Le traitement par le repos au lit chez ces malades n'est d'ailleurs indiqué qu'en présence de troubles somatiques marqués.

Mais à ces états d'agitation se surajoutent assez souvent soit chez les dégénérés, soit chez les paralytiques généraux, de l'excitation maniaque et des conceptions délirantes,

Voici quatre exemples de ces états d'agitation, deux chez des dégénérés à délire polymorphe, deux chez des paralytiques généraux :

### Observation XI

(recueillie dans le service de M. Magnan).

*Dégénérescence mentale. — Excitation. — Idées de grandeur. — Illusions. — Hallucinations.*

D... Edmond, 31 ans, charpentier, entré au service de l'admission le 14 mai 1898, transféré à Vaucluse le 21 mai 1898.

Absence de renseignements sur les antécédents héréditaires et personnels.

Lorsque D... a été arrêté dans la rue, il portait un clairon et un violon dont il lui suffisait, disait-il, de tirer des sons pour exterminer les Allemands.

En même temps qu'il faisait connaître son pouvoir, il se plaignait du martyre qu'on lui faisait endurer : on le piquait par tout le corps...

A son arrivée à Sainte-Anne il est de suite alité. Il présente alors une assez grande agitation au milieu de laquelle on retrouve tour à tour ses idées de grandeur, ses troubles de la sensibilité générale (piqûres par tout le corps, mercure dans les veines) et de nombreuses hallucinations.

Il crie qu'il va exterminer les Allemands, puis un instant après montre son bras en disant « qu'il y a quelque chose dedans qui n'est pas naturel ». Tout à coup il se dresse pour écouter le canon et la fusillade.

Cette agitation ne revient que par intervalles. Dans les moments de calme il est très défiant, il croit reconnaître tous ceux qui l'approchent et il leur prête de noirs desseins.

On lui fait prendre 3 grammes de bromure de potassium dans la journée et 3 grammes de chloral le soir. Les 3 premières nuits qu'il passe dans le service, il ne dort pas, mais dans la suite les nuits sont bonnes et son agitation tombe peu à peu.

Six jours après son entrée, il commence à parler assez raisonnablement. Il nous raconte qu'autrefois il était « comme un autre », que petit, à l'école, il travaillait bien, qu'il ne se battait pas, qu'il n'avait pas de grandes colères.

Il n'a pas pu obtenir son certificat d'études primaires quoiqu'il soit resté à l'école jusqu'à l'âge de 14 ans. En sortant de l'école il a appris le métier de charpentier. Le métier lui plaisait et il travaillait bien. Par jour il buvait un litre et demi de vin qu'il supportait d'ailleurs très mal. Il a un léger tremblement des mains et il a souvent des engourdissements dans les jambes.

Il ne veut pas nous parler de ses parents.

Puis dans le cours de la conversation il nous demande s'il ne nous a pas vu à Champrosay où nous ne sommes jamais allé. Il prend un infirmier du service pour un M. D... qu'il a connu dans son pays.

Il croit venir de chez le Président de la République, ne sait pas à quelle époque nous sommes, il se croit en juillet alors que nous sommes en mai.

Il lui semble qu'il a du mercure dans les veines parce qu' « il ne voit pas son sang bien naturel ». Il nous fait remarquer qu'au bout du dortoir on tire des coups de fusil.

Malgré cette grande motilité intellectuelle, malgré ces hallucinations et illusions, ces interprétations délirantes, ces troubles de la sensibilité générale, le malade est habitué à son lit, y reste tranquille et n'essaie pas de se lever.

Il est envoyé 7 jours après son entrée à l'asile de Vaucluse.

## Observation XII

(recueillie dans le service de M. Magnan).

*Dégénérescence mentale avec excitation maniaque, illusions, hallucinations.*

M,.. Léonide, carmélite, âgée de 32 ans, entrée pour la première fois à l'asile Sainte-Anne le 22 décembre 1898, sortie en liberté le 4 mars 1899.

Quoiqu'elle se montre turbulente et loquace dès son arrivée, on essaie d'abord de la tenir couchée à l'infirmerie, mais elle s'excite, se lève constamment et déclame ; aussi dès le lendemain la passe-t-on au quartier d'aliment. On constate dès l'arrivée une légère élévation thermique (38°, 38°,4) due à une bronchite.

M<sup>lle</sup> M... présente dès les premiers jours un délire d'excitation à caractères multiples et variés : hallucinations auditives, mélange d'idées mystiques, érotiques et ambitieuses, alternant avec des idées de persécution ; elle débite une série de discours sans suite avec gesticulations désordonnées, rires, chants ; parfois elle s'irrite et s'emporte en récriminations violentes contre les personnes qui la soignent. On lui ordonne 0gr,20 de chlorhydrate de quinine 0gr,40 de bromure de camphre et une potion à base de tolu.

Après quelques jours passés au quartier d'alitement, elle semble se calmer un peu, et l'on essaye à nouveau de la tenir couchée à l'infirmerie. Mais deux jours après elle s'exalte violemment, crie, chante d'une façon continuelle ; interprétations délirantes nombreuses : le médecin qui la soigne est M. G..., aumônier de la communauté de Tulle ; elle réclame son amoureux M. B... et mélange des mots orduriers à des fragments de cantiques qu'elle termine dans un éclat de rire.

On la ramène aussitôt à l'alitement où elle continue à présenter la même excitation à caractère maniaque.

A partir du 2 janvier la température baisse insensiblement, et le 11 on peut instituer d'une façon continue la thérapeutique par les bains tièdes prolongés, les râles de bronchite ayant complètement disparu, et la température étant revenue à la normale.

L'état général est, du reste, beaucoup meilleur, et la malade qui, les premiers jours, avait quelque peu perdu de son poids, engraisse d'une façon notable.

17 *janvier*. — Mlle M... est relativement beaucoup plus calme, elle présente seulement à de certains moments des crises de vio-

lente excitation, notamment au moment de la visite du matin. Son délire présente toujours le même caractère de variabilité avec prédominance d'hallucinations et d'interprétations délirantes : elle prétend que la malade qui est en face d'elle est une femme de mauvaise vie, qu'on l'a placée là exprès pour se moquer d'elle : « c'est une chose indigne, dit-elle ». On change cette malade de place, mais M^lle^ M... continue à s'occuper d'elle et à l'insulter. Vu l'insomnie et le bavardage nocturne presque continuels, on doit recourir à des lavements de 6 grammes de chloral, la malade refusant obstinément de prendre l'hypnotique par la voie buccale.

Du 25 janvier au 1^er^ février, sans phénomènes somatiques appréciables, la température se relève légèrement et se maintient aux environs de 38°. En même temps l'état général baisse progressivement, la malade maigrit. On lui ordonne 0^gr^,50 de benzonaphtol, on fait un peu de suralimentation et l'on prescrit tous les jours où la température le permet, un séjour de 2 heures au jardin.

Le délire n'a pas varié sensiblement pendant ce temps ; c'est toujours une loquacité incohérente, avec rires et chants de toutes sortes, entrecoupés de temps en temps de crises plus aiguës d'excitation ; il y a toujours de nombreuses hallucinations : par moments la malade se tient assise sur son lit, regardant fixement devant elle, comme en proie à une vision, à d'autres, elle s'écrie : « On me téléphone, écoutez donc ! »

Au milieu de tout cela M^lle^ M... semble, à certains moments, complètement lucide, capable d'entretenir une conversation suivie et d'écrire des lettres parfaitement raisonnables.

Mais ces moments ne durent pas ; la malade est reprise aussitôt par son délire plus ou moins actif. Malgré des bains presque quotidiens d'une heure, malgré le bromure de camphre donné à la dose de 0^gr^,40 par jour, malgré des lavements de 6 grammes de chloral qu'on lui administre à peu près tous les soirs, elle continue à se montrer le plus souvent loquace, incohérente, hallucinée, parfois violente même. Elle mélange à ses discours des mots orduriers, débite des fragments de prière, ferme les yeux, joint les mains avec onction, puis éclate subitement de rire; au moment de ses crises d'emportement qui d'ailleurs sont de très courte durée, la voix change complètement, prend un timbre menaçant, le visage devient pâle, les lèvres violacées, le regard exprime la plus violente colère.

Ses nombreux écrits dont voici un exemple reflètent alors son incoordination psychique :

« Monsieur de Jésus-Christ,

« Veuillez s'il vous plaît me laisser à ma propre canonisation. Que de gazes pour dire rien du tout. Il paraît que toutes les têtes de Rothschild veulent me restituer leur types de rois couronnés. Vendez cela à tous les vents comme il vous plaira. Habillez tous vos gens comme vous voudrez. Sans cela je ne vous tutoierai jamais. Restituez à M^me^ L... son premier âge, ou bien laissez mes ponts et chaussées et ceux qui ont pointé dessus. »

Dans une autre adressée le 12 février à

« Monsieur de la Térébenthine,

elle est encore plus incohérente. En voici le début :

« Vous ne saviez sans doute pas que pour me guérir de votre première graisse de coupole de pierre, il fallait passer de Constantinople à Paris par le sel le plus fin de vos beaux yeux bleu de ciel, etc... »

Ailleurs elle manifeste un mélange d'idées ambitieuses et de tendances à la possession :

« Je suis vraiment malheureuse, toutes ces adoptions par l'infusion d'un peu de sang, tous ces cris sont pour moi un vrai supplice... Pauvre Jeanne d'Arc! Je pense que ses cendres jetées à la Seine se sont réunies dans mon cœur... qu'une lettre de l'empereur de Russie me ferait du bien!... Certes si je trouve les couronnes et les richesses de la terre en sortant de cette maison de santé, je puis de nouveau assurer qu'elles n'ont jamais été l'objet de mes désirs, et que j'aimerais en avoir moins et jouir plutôt de la douceur de la vie, la solitude de l'amour... »

Cet état persiste ainsi, avec toutefois une diminution progressive dans l'intensité des phénomènes moteurs de l'agitation, jusqu'au 4 mars, date à laquelle Mlle M..., réclamée par son père, est rendue à sa famille.

D'après les renseignements fournis par correspondance par une parente de la malade, voici quel aurait été le début de l'affection :

La malade aurait été prise subitement de délire dans la nuit du 24 au 25 novembre; elle était au moment de ses époques : il lui avait semblé que quelqu'un avait pénétré dans sa cellule de carmélite, d'où accès de frayeur violente; pendant cinq jours elle resta pieds nus à la porte de sa cellule, en défendant l'accès, et appelant à grands cris son père à son secours. Depuis quelque temps déjà, par mortification, Mlle M... ne prenait qu'une nourriture très insuffisante.

Retirée du Carmel on la suralimente, on lui fait prendre des préparations calmantes, et l'exaltation diminue sensiblement d'intensité ; mais ne se calme pas entièrement.

Mlle M... était depuis dix ans au Carmel où, écrit cette parente, « elle a souffert avec un certain désespoir, en pensant que c'était par sa faute qu'elle y était entrée, et contre le gré de tous les siens ».

## Observation XIII

(recueillie dans le service de M. Magnan).

*Paralysie générale. — État maniaque. — Idées de satisfaction, idées de richesses et de grandeur. — Hallucinations.*

B... Louise, âgée de 34 ans, artiste lyrique, entrée pour la première fois le 3 octobre 1898 à l'admission de Sainte-Anne.

*Antécédents héréditaires.* — Père mort subitement, à l'âge de 73 ans, chez une de ses maîtresses (il en avait trois). Séparé de sa femme depuis trente ans, il menait une vie assez désordonnée. D'un caractère emporté, il était sujet à de violentes colères.

Mère très nerveuse, âgée de 62 ans, présente actuellement un léger affaiblissement des facultés intellectuelles, avec quelques tendances mystiques.

Un oncle paternel est depuis 25 ans à Agen, en traitement dans un asile, pour une maladie mentale indéterminée.

Une sœur névropathe présente des accidents hystériformes.

*Antécédents personnels.* — Pas de maladie grave à relever ; notamment on ne lui connaît pas de syphilis.

Suffisamment intelligente et instruite, elle entra au théâtre très jeune et joua sur différentes scènes de Paris.

D'un naturel exalté, elle se montrait même parfois d'un caractère difficile et emporté.

Depuis le mois d'octobre 1893, époque où un jeune homme fort riche, qu'elle fréquentait depuis cinq ans et avec qui elle voulait se marier, fut interné à la maison de santé de Vanves, elle ne joue plus au théâtre que d'une façon très irrégulière, et paraît pour la dernière fois sur la scène en 1895.

A ce moment, on ne constatait encore aucune lacune dans sa mémoire, mais seulement un peu de tendance dépressive et une plus grande irritabilité, que pouvait d'ailleurs expliquer, en partie du moins, le mauvais état de ses affaires.

En août 1897, dans un voyage qu'elle fit à Bordeaux, à l'occasion de la mort de son père, elle fut prise d'un étourdissement, avec, consécutivement, une légère exaltation cérébrale et des idées vagues de persécution qui durèrent 4 à 5 jours.

De retour à Paris, elle ne se remet pas complètement, se sent fatiguée, peu propre à aucun travail suivi. Son caractère s'aigrit encore. Ses règles deviennent très irrégulières. Par moments reparaissent, fugitives et confuses, les idées de persécution.

Un mois avant son entrée à l'asile, elle est prise d'une grande excitation génésique, en même temps on constate quelques lacunes dans sa mémoire, quelques accrocs dans la parole. Par moments, elle s'exalte, se livre à des reproches violents et non justifiés contre sa mère.

Le 30 septembre, après deux jours d'absence, dont il a été presque impossible de reconstituer l'histoire, elle entre dans un état de surexcitation intense, prononçant des discours incohérents, refusant de se coucher, de se déshabiller, mangeant à peine. Cet état persiste 3 jours, ne faisant que s'aggraver, aussi est-on obligé de la conduire à l'infirmerie spéciale du Dépôt, d'où elle est envoyée le lendemain à l'admission de Sainte-Anne.

Là, on la débarrasse aussitôt de sa camisole et on la couche au dortoir d'alitement. Très turbulente, très loquace, on doit lui donner le soir un lavement de 3 grammes de chloral, moyennant quoi elle dort pendant cinq heures ; mais dès le réveil l'agitation reparaît, agitation qui rappelle par certains côtés celle des fièvres graves.

L'état général est inquiétant : la température, en effet, oscille entre 38°,2 et 38°, la langue est sèche, rôtie, les lèvres fendillées, le visage vultueux, les yeux brillants et excavés ; la voix est cassée.

Le pouls très rapide, très faible, mais régulier, est incomptable ; l'auscultation des poumons, d'ailleurs rendue difficile par une agitation et un bavardage incessants, ne laisse rien entendre de particulier, si ce n'est une respiration très superficielle.

Constipation qui ne cède pas à l'administration de 0gr,50 de calomel.

Les règles, que la malade avait à son arrivée ici, cessent le second jour qui suit l'entrée.

Les pupilles légèrement contractées sont inégales, la droite plus grande ; elles ne réagissent que très faiblement à la lumière et à l'accommodation. Par moments on perçoit quelques accrocs dans la prononciation de certains mots.

Étant données la grande incohérence des discours de la malade et la difficulté de fixer pour un temps l'attention, on ne peut juger avec certitude de l'état de la mémoire et des facultés.

Mlle B... est et va rester ainsi plusieurs jours dans un état d'exaltation cérébrale intense, qui se manifeste par une loquacité incessante et désordonnée où l'on peut cependant démêler quelques idées très nettes de grandeur à caractère enfantin : « Mon mari et moi nous avons plusieurs millions, dit-elle, il vous donnera 500 francs, peut-être un billet de 1,000 francs, si vous me faites sortir d'ici, car je ne suis pas folle... il faut aller prévenir le tzar qu'il envoie deux régiments me chercher, pour me conduire chez moi... ».

Très expansive, elle vante volontiers ses talents d'artiste, alors qu'elle était au Palais-Royal. Ses discours s'accompagnent d'une gesticulation désordonnée des bras et des jambes, et d'une grande variabilité dans l'expression de la physionomie.

Elle ne cherche pas à quitter son lit ; son agitation, les premiers jours du moins, n'est guère que l'accompagnement de ses discours incohérents, qu'un autre mode d'expression de ses idées touffues et incohérentes.

Le 5 octobre, malgré 1 gr,50 de chloral en potion, la malade ne dort pas la nuit et ne cesse pas un instant de déclamer et de gesticuler.

La langue est toujours sèche, quoique la température soit normale (37°,5-37°,8). Le traitement institué se compose en outre de 0gr,30 de benzonaphtol et de 0gr,40 de chlorhydrate de quinine, dose qu'on élèvera le surlendemain à 0gr,60.

En effet, le 7, la température atteint 38°,6, l'état général s'est encore aggravé ; la malade consent néanmoins à prendre une alimentation qui bien qu'exclusivement liquide est suffisante.

L'incohérence des idées est encore plus grande, le bavardage incessant, accompagné des mêmes mouvements de mains élevées en l'air et tournées rapidement en tous les sens, des mêmes jeux de physionomie extrêmement mobiles, toujours débité de la même voix monotone et de plus en plus éteinte.

Dans la journée, les mouvements deviennent plus amples et rythmés : la malade en décubitus dorsal replie ses membres inférieurs, puis les allonge brusquement, les pieds et les orteils en flexion forcée vers la plante, en même temps qu'elle élève ses bras en l'air, les mains en demi-flexion et en pronation ; ce sont des mouvements sans expression, qu'on ne saurait rattacher à rien de nettement défini. Même à ce moment, le bavardage ne cesse pas un instant ; c'est une série de paroles brèves, souvent monosyllabiques, parfois incompréhensibles, mais où cependant on peut démêler une nuance mégalomaniaque manifeste.

Par instants la malade paraît nettement hallucinée : elle fixe les yeux en l'air, désigne le plafond du doigt, disant : « Il est là ». Mais elle n'a pas ces brusques réactions motrices qu'on est accoutumé à voir chez certains hallucinés de la vue.

Tout chez elle, discours et mouvements, rappelle ce qui a été décrit dans les délires oniriques. C'est donc une agitation modérée en somme ; il faut seulement veiller à ce que la malade, dans l'inconscience de ses mouvements, ne tombe involontairement de son lit.

Le 12, après un sommeil spontané de 7 heures consécutives, l'état s'aggrave à nouveau, sans élévation de température ; la malade a eu le matin des vomissements bilieux survenus sans efforts et sans nausées.

Bien que la malade ne prononce plus une seule parole nettement articulée (laryngite aiguë) elle apparaît maintenant, de par ses gestes et l'expression mobile de sa physionomie, fortement hallucinée ; les bras, les mains sont sans cesse en mouvement avec par moments le geste de repousser une apparition, parfois de grandes secousses viennent secouer les membres inférieurs ; la physionomie est grimaçante, les yeux grands ouverts, mobiles, la bouche remue incessamment comme pour prononcer des paroles ou proférer des cris que le larynx fatigué par son travail incessant des jours précédents se refuse à émettre.

Cet état va persister, toujours inquiétant, avec des alternatives d'aggravation et d'amélioration passagères. Ce sont surtout les vomissements bilieux survenant tous les deux ou trois jours environ, jusqu'au 24 novembre qui fatiguent particulièrement la malade ; ils sont immédiatement suivis d'un état de prostration avec pouls filiforme, yeux excavés, visage amaigri.

Pendant toute cette période l'état mental ne semble pas varier :

ce sont les mêmes mouvements incoordonnés, sans que la malade fasse aucune tentative pour quitter son lit ; les mêmes bavardages incohérents et le plus souvent incompréhensibles. Pourtant par moments le délire revêt une nature plus franchement hallucinatoire : « La malade est entourée d'hommes, dit-elle, elle vit au milieu d'une bataille qu'elle décrit par phrases hachées et décousues ; une fois (le 21 octobre) elle refuse de prendre toute nourriture, disant que les mets qu'on lui présente sont empoisonnés. La nuit il n'y a pas ou très peu de sommeil, malgré des lavements de chloral administrés de temps en temps.

Mais dès la seconde semaine de novembre, en même temps que peu à peu l'état général s'améliore, que cessent les vomissements ; une transformation s'opère dans l'état psychique ; l'excitation tend à prendre une forme maniaque. Ce sont des phrases incohérentes il est vrai, mais souvent commandées par un mot prononcé ou un acte accompli dans la salle ; la malade en effet est beaucoup plus lucide, elle reconnaît les personnes qui la soignent, commencent à les appeler par leur nom ; son intonation est aussi variable que le fond de ses discours : tantôt c'est d'une voix douce, insinuante qu'elle raconte ses divagations, tantôt au contraire elle crie de toutes ses forces, ou bien elle chante sur des airs plus ou moins appropriés des chansons quelconques. Ordinairement sa mimique concorde avec le fond de ses discours ; son agitation est d'ailleurs beaucoup plus intense que dans la période d'état physique grave, ses mouvements plus amples et plus rapides, sans cependant aucune violence ; le plus souvent assise sur son lit, elle bouscule ses draps, joue avec son oreiller, se frise, se défrise, gesticule, gambade, mais ne fait aucune tentative pour quitter son lit. Il est à peine besoin de la surveiller, un mot de temps en temps pour réprimer son agitation et cela suffit. A partir du mois de décembre ses discours sont à type nettement maniaque.

L'état physique s'améliore notablement. Peu à peu l'excitation maniaque va s'atténuer progressivement, pour disparaître complètement à la fin de février. Néanmoins la malade restera jusqu'à sa sortie au dortoir d'alitement.

Mais en même temps les symptômes de paralysie générale s'accentuent de plus en plus ; c'est d'abord l'inégalité persistante des pupilles, une intonation de voix chantante et traînante ; par moments des accrocs très nets, c'est aussi l'état démentiel caractérisé par un grand fond d'insouciance, une certaine anesthésie morale, une malpropreté évidente et un manque absolu d'ordre ; enfin la mémoire est très défectueuse, des faits grossiers récents lui échappent, elle ne peut se rendre le moins compte de la durée de son séjour à l'asile. Nous sommes pour elle dans une année vague qu'elle ne peut préciser, peut-être en 1900.

Elle présente aussi quelques idées ambitieuses ; elle est mariée avec Gamelle qui lui donne un milliard par mois, ce qui ne l'empêche pas d'être fort heureuse ici ; toujours souriante elle ne paraît pas soupçonner la possibilité d'une autre existence, elle se rappelle bien avoir été malade jadis, mais actuellement elle jouit d'une santé parfaite.

Lors de son transfèrement à l'asile de Vaucluse, le 17 avril 1899, on peut donc considérer la malade comme guérie de son accès maniaque, mais en rémission simple de paralysie générale.

Quant à la courbe du poids, voici quelles furent ses variations : de $42^{kgr}$,500 à l'entrée, il baisse d'une façon presque continue jusqu'au mois de décembre pour atteindre à ce moment $38^{kgr}$,400, et se relever ensuite rapidement, si bien que le 10 avril la malade pesait $48^{kgr}$,100.

## Observation XIV

(recueillie dans le service de M. Magnan).

*Paralysie générale. — Excitation. — Idées d'empoisonnement. — Illusions et hallucinations.*

G... Amédée, 39 ans, mécanicien, entré pour la première fois à l'admission le 16 novembre 1898, mort le 1er décembre 1898.

Nous manquons de renseignements héréditaires et personnels.

A son entrée G... est plus bavard et plus délirant qu'il n'est agité. Il croit qu'on l'accuse d'avoir mené une mauvaise vie et dit qu'il se corrigera. Il demande ce qu'on va lui faire. Il est l'Empereur. Il veut décorer tout le monde.

On peut fixer son attention et pendant quelques minutes le faire parler raisonnablement de son métier.

Il a de l'inégalité pupillaire et de l'abolition du réflexe lumineux. Pas d'embarras de la parole.

Son état physique est bon. Sa température est normale.

Il est alité ; s'alimente bien. On lui fait prendre 4 grammes de bromure de potassium. La nuit, le bavardage continue, mais G... n'essaye pas de se lever. Il n'est vraiment pas agité. Les deux jours suivants se passent de la même manière.

Mais dans la journée du 18, c'est-à-dire deux jours après son entrée, G... qui est d'une force peu commune veut se lever. Il a des occupations ailleurs, dit-il, et si l'on vient à lui résister il entre dans une colère terrible et il faut lutter avec lui pour le remettre au lit. Il est très préoccupé et ne peut rester un instant tranquille. Il s'asseoit, se lève, veut partir. Il téléphone contre le mur. Il bavarde sans arrêt, commande, injurie et menace le personnel.

La température qui jusque-là avait été normale monte à 38°,5. La langue et les lèvres sont sèches.

Dans la soirée de ce jour (18) ne pouvant arriver à maîtriser l'agitation de G... nous lui faisons une injection hypodermique d'un demi-milligramme de chlorhydrate d'hyoscine. Au moment où nous faisons la piqûre G... se croit empoisonné.

Cette injection calme rapidement le malade qui dort de 9 heures du soir jusqu'à 2 heures du matin.

A son réveil, son agitation reprend avec toute son énergie. Il demande s'il n'y a rien de nouveau à Paris. Il croit qu'on a tué sa femme. Il veut se lever pour aller aux nouvelles et se montre très violent envers les gardiens qui s'opposent à ses volontés.

En présence de cette agitation G... est mis dans une chambre d'isolement, habillé d'un maillot. Là au bout d'une heure il s'étend sur le matelas qui est dans sa chambre et s'endort.

On le recouche le soir dans le dortoir d'alitement. Toujours agité, il refuse les aliments qu'il croit empoisonnés. Il ne dort pas. A force de bavarder sans trêve, de téléphoner, de crier, de menacer, il a maintenant la voix éraillée. Sa température est toujours de 38°. Nous l'alimentons avec le tube de Faucher et outre du lait, des œufs, nous lui faisons absorber 3 grammes de chloral, 0gr,20 de chlorhydrate de quinine et 2 grammes d'extrait mou de quinquina.

Le même état d'excitation persiste jusqu'au 25 novembre. G... reste couché dans le dortoir d'alitement, mais c'est souvent à grand'peine qu'on le maintient au lit. Par intervalles les infirmiers sont obligés de se prêter main-forte. Il leur faut quelquefois être quatre pour l'empêcher de se lever et de se livrer à des actes de violence.

L'état fébrile persiste toujours. En présence des idées d'empoisonnement du malade, il faut avoir recours matin et soir à l'alimentation artificielle.

G... s'affaiblit de jour en jour, maigrit considérablement. Peu à peu son agitation diminue d'intensité et à partir du 25 novembre ne consiste plus guère qu'en un bavardage assez incohérent, rappelant assez celui du maniaque vrai, mais dans lequel on retrouve des idées d'empoisonnement, des hallucinations. G... s'affaiblit ainsi progressivement. En même temps que l'agitation tombe, la température s'abaisse et revient à la normale pendant les deux jours qui précèdent la mort.

La mort a lieu le 1er décembre sans secousses, sans convulsions, par affaiblissement progressif.

L'autopsie nous révèle nettement qu'il s'agit d'un paralytique général. La pie-mère ne peut se détacher de l'écorce sans entraîner avec elle, en beaucoup d'endroits, des fragments de substance cérébrale. La surface des ventricules latéraux et du quatrième ventricule est granuleuse. En dehors de ces lésions de paralysie générale nous trouvons des poumons congestionnés mais crépitant en toutes leurs parties. Le cœur est gras. Le foie est jaunâtre et crie sous le couteau qui le coupe, ce qui nous indique

que nous avions aussi probablement affaire à un alcoolique. Les autres organes ne présentent rien de particulier à signaler.

Ces observations nous représentent des types mixtes d'agitation. Nous y retrouvons l'agitation simple associée à l'agitation par réaction. Les réactions contre les conceptions délirantes ont à peine le temps de se produire par suite de cette mobilité dans les sentiments et dans les actes qui est le propre des états maniaques. Il en résulte que ces cas sont assimilables jusqu'à un certain point aux agitations simples. Par intervalles cependant des réactions ont le temps de se produire et donnent alors à l'agitation un caractère spécial, ce qui nous l'a fait ranger dans ce groupe.

Les considérations que nous avons émises au sujet des états maniaques simples pourront s'appliquer à ces cas. Nous ferons remarquer simplement que ces états d'agitation peuvent parfois prendre sous l'influence de certaines conceptions délirantes une intensité que nous n'étions pas habitués à voir dans les états maniaques simples et qui peut justifier des mesures spéciales. On fut obligé d'avoir recours à l'hyoscine pour l'un de ces malades (Obs. XIV) et d'avoir recours à la chambre d'isolement pendant vingt-quatre heures pour un paralytique général avec des idées de grandeur, projets extravagants et excitation maniaque, qui opposait une trop violente résistance aux infirmiers qui s'opposaient à son départ.

Néanmoins tous ces types cliniques sont assez facilement maintenus au lit. Et nous n'insisterons pas sur les avantages déjà énumérés à « l'agitation simple » que présente le traitement par le repos au lit. La lecture des quelques observations que nous donnons sera d'ailleurs, nous le pensons, suffisamment convaincante.

Nous arrivons maintenant à des états morbides où l'agitation est uniquement due à des réactions contre des conceptions délirantes. Voici quelques observations d'états mélancoliques anxieux prononcés :

## Observation XV

(recueillie dans le service de M. le Pr Joffroy).

*Mélancolie chez une prédisposée héréditaire. — Auto-accusation — Idées de persécution. — Hallucinations de la vue et de l'ouïe. — Refus d'aliments par intervalles. — Troubles vaso-moteurs. — Œdèmes des extrémités.*

C... Marie, ménagère, 31 ans, entrée à la Clinique des maladies mentales le 4 mars 1899.

*Antécédents héréditaires.* — Père mort à 56 ans de méningite tuberculeuse, alcoolique, violent par intervalles.

Mère, âgée de 58 ans, assez bien portante mais exaltée et de caractère très irrégulier : tantôt se montre très affectueuse envers ses enfants, tantôt au contraire les reçoit très mal.

Grand'mère maternelle, originaire de Grenoble, avait un goitre et est morte subitement à 46 ans.

Frère, âgé de 34 ans, bien portant mais très violent.

Frère, âgé de 18 ans, également violent. A la suite d'une contrariété insignifiante a menacé de se brûler la cervelle.

Sœur, âgée de 23 ans, bien portante physiquement. A cru dernièrement qu'on allait lui couper le cou parce que sa sœur (la malade) le lui avait dit.

Une dernière sœur est morte, à un an, de méningite tuberculeuse.

*Antécédents personnels.* — La malade n'a pas eu de convulsions dans son enfance. Elle a été réglée à 20 ans irrégulièrement. Le mari qui nous donne ces renseignements n'en sait pas davantage sur l'enfance de sa femme.

Mariée à 28 ans, elle ne s'occupe point des soins du ménage ou si elle s'en occupe ce n'est que pour des futilités. Jamais elle n'a consenti à aider son mari dans ses occupations. Elle ne recherche que la société de gens beaucoup plus riches qu'elle. En dehors de ces légers travers nous notons des faits plus importants. M^me C... ne dort presque jamais et ses menstrues reviennent très irrégulièrement. Enfin M^me C... a depuis longtemps des attaques d'hystérie.

Le 15 août 1898, la malade accouchait spontanément d'un garçon à terme qui actuellement se porte bien et n'a pas eu de convulsions. Pendant le cours de la grossesse il n'y eut à relater aucun incident et la malade qui d'ordinaire avait un appétit et un sommeil imparfaits dormit bien et mangea régulièrement.

Quatre jours après l'accouchement se déclare une douleur dans le mollet droit : c'était le début d'une phlegmatia alba dolens qui, d'abord localisée à la jambe droite, s'étendit ensuite à tout le membre inférieur droit, puis au membre inférieur gauche. En même temps que la phlébite, apparurent d'autres accidents puerpéraux (fièvre (40°), lochies fétides ; arthrite du genou droit).

Tous ces accidents puerpéraux se terminent par la guérison. Mais 4 mois après l'accouchement, comme elle avait gardé de son arthrite du genou gauche des adhérences, des raideurs, un chirurgien pratiqua une opération pour redresser ces adhérences, ces raideurs.

Aussitôt la malade entre dans un état d'excitation et d'anxiété considérables, elle gémit, dit qu'elle va mourir, que sa maladie va recommencer. Elle ne peut tenir en place. Depuis cette époque, elle continue à délirer, la mort est partout et la guette. Par moments, elle essaye de se sauver.

Son état persiste ainsi jusqu'au mois d'avril. A ce moment elle s'accuse d'être fille bâtarde (ce qui n'est pas), d'être adultère (ce qui est peu vraisemblable d'après nos renseignements). Elle dit qu'on va la guillotiner parce qu'elle ne s'est pas fait couper les genoux. Elle essaie de se pendre 8 jours avant son entrée à l'asile.

Elle est enfin amenée dans le service du Pr Joffroy, le 4 mars 1899. Son attitude est celle d'une coupable accablée sous le poids du remords. Elle marche la tête baissée. Tous ses traits sont contractés et expriment la douleur. Si nous l'interrogeons elle répond timidement, à voix basse, et ses réponses sont entrecoupées de gémissements. Elle nous dit que son mari l'a amenée ici pour la faire exécuter. Mais ce n'est que justice car elle l'a trompé. Elle a compris dans les conversations, que l'on faisait sans cesse allusion à son histoire d'adultère. Elle sait où elle est ; sa mémoire est assez bonne.

Son état physique n'est pas très satisfaisant. On note un peu d'amaigrissement, une éruption d'acné sur le visage, de l'œdème et une coloration violacée des jambes et des pieds. Les mains également sont violacées. Pas d'albuminurie.

Dès son entrée elle fut alitée. Elle ne fait pas alors de grandes difficultés pour rester au lit. Elle a cependant des craintes et des peurs continuelles. Elle voit des loups autour d'elle. Elle voit Deibler et ses aides qui viennent pour la guillotiner. Elle ne paraît avoir alors que des hallucinations visuelles contre lesquelles elle réagit faiblement. Il est facile de la remettre au lit quand elle en sort. Elle est assez docile. Elle gémit, se plaint, s'effraye mais fait ce qu'on lui dit. On la laisse levée deux ou trois heures l'après-midi.

Ses nuits sont agitées, toujours remplies de visions terrifiantes. Elle ne dort pas malgré 2 grammes de chloral. Son état physique reste stationnaire. Elle s'alimente à peu près convenablement mais en se faisant prier.

Cet état persiste environ un mois. A partir du mois de mai, son état mental se modifie. Elle n'a plus les terreurs visuelles du début contre lesquelles d'ailleurs elle ne réagissait pas et néanmoins il devient beaucoup plus difficile de la maintenir au lit. Il faut constamment près d'elle une infirmière. C'est que maintenant si ses hallucinations visuelles paraissent presque complètement disparues, elle a par contre des hallucinations auditives qui constamment lui disent : « lève-toi, devine quand on viendra te chercher ». Et sans cesse elle fait des efforts pour se lever ; toujours ses pieds sont hors du lit et si pour un instant l'infirmière chargée de la soigner l'abandonne à elle-même, elle se lève et s'en va auprès de la porte qu'elle essaie d'ouvrir, et n'y pouvant parvenir elle resterait là des heures à attendre. Ce nouvel état où prédominent nettement les hallucinations de l'ouïe qui d'une façon continue répètent à la malade les mêmes phrases persiste jusqu'aujourd'hui. Elles dominent toute la maladie. Il y a aussi accessoirement des interprétations délirantes et des illusions. La malade reconnaît dans le personnel des personnes qu'elle a connues autrefois. Elle s'imagine aussi quelquefois qu'on est animé de mauvaises intentions à son égard. Elle conserve une attitude craintive, humble et malheureuse. Son visage reste très contracté par sa douleur et son anxiété. Toujours ses muscles sont en tension par suite des efforts constants qu'elle fait pour se lever. Quand on l'interroge elle répond à peine à voix basse « oui » ou « non ».

En insistant longuement on obtient d'elle quelques aveux de ses hallucinations auditives qui la forcent à se lever. Mais il est inutile d'essayer de la convaincre de l'inanité de ces voix. Elle les entend et elle y croit tout autant qu'à notre propre voix.

L'état physique est plutôt moins bon qu'à l'entrée. L'œdème des jambes et des pieds est plutôt un peu plus marqué. Les pieds sont violacés, tantôt froids, tantôt très chauds. Les mains également sont froides, violettes et recouvertes le plus souvent de sueur. Il y a un mois il s'est fait sur la paume de la main droite une phlyctène énorme sans réaction inflammatoire périphérique notable et qui paraît bien être un trouble trophique.

Jamais on n'a pu constater d'albuminurie.

Enfin la température a oscillé d'une façon à peu près régulière entre 36°,6 et 37°,4. Pendant trois jours seulement à la fin de mai, la température s'est élevée jusque près de 38°.

Diminution légère du poids qui de 44$^{kgr}$,700 à l'entrée est tombé à 42$^{kgr}$,700.

## Observation XVI

(recueillie dans le service de M. Magnan).

*Dégénérescence mentale. — Accès mélancolique. — Illusions. — Hallucinations.*

G... Henriette, âgée de 53 ans, entrée pour la première fois dans le service de l'admission le 6 mars 1898.

*Antécédents héréditaires.* — Père sobre, mais un peu original, se passionne pour des études de philanthropie pour lesquelles il néglige quelque peu ses affaires.

Mère, nerveuse, n'a jamais présenté d'attaques ni de délire.

Deux sœurs de la malade ont eu des accès de mélancolie qui ont duré 3 et 4 mois et se sont terminés par la guérison.

Une autre sœur et un frère sont bien portants.

*Antécédents personnels.* — De tout temps M$^{me}$ G.. se montra très nerveuse et émotive, s'effrayant facilement, poussant l'amour-propre à l'excès.

Il y a 30 ans à la suite d'une peur qu'elle eut d'un chien qui s'était jeté sur elle, elle fut obligée de s'aliter pendant plusieurs mois à cause d'un ictère avec fièvre et faiblesse extrême. Depuis lors elle ne peut pas voir un chien sans craindre qu'il ne soit enragé, et ce n'est qu'avec répugnance qu'elle se résout à y toucher. De temps en temps elle avait des poussées douloureuses du côté du foie, avec légère teinte subictérique.

En 1889, elle a présenté sans motif apparent pendant cinq à six jours une légère dépression mélancolique.

Depuis 5 ans, elle se plaignait de douleurs très vives dans les reins au niveau des lombes, douleurs aiguës survenant par crises d'une durée de quelques minutes et se succédant pendant plusieurs jours de suite ; à ce moment l'urine était plus foncée et formait dans le vase un dépôt rouge.

Il y a 4 ans, son mari perd sa place d'employé de l'Assistance publique, ce dont la malade paraît très affectée. Depuis 5 mois environ, son caractère s'était assombri, elle se montrait très préoccupée de l'avenir, se tourmentait sans motif. Cet état s'est considérablement aggravé depuis un mois ; la malade est devenue apathique, indifférente à tout et à tous, ne s'occupant plus de son ménage, ayant perdu toute fierté, tout souci d'amour-propre. Elle avait au mois de novembre 1897 subi à l'hôpital Beaujon l'ablation du sein gauche pour un adénome ; l'opération n'avait été suivie d'aucune complication, seulement le mari crut remarquer que consécutivement la malade s'était encore assombrie davantage.

Quoi qu'il en soit, quatre semaines avant son entrée ici, elle fit une tentative de suicide, pas bien sérieuse, il est vrai ; elle avait été au milieu de la nuit prendre dans la cuisine une casserole avec laquelle elle se frappa plusieurs coups sur la tête.

Peu à peu l'état de la malade va s'aggravant encore, elle se figure qu'il va par sa faute arriver du mal à tout le monde, elle entend des menaces, elle se préoccupe de son sein opéré qu'elle examine à chaque instant croyant sentir la tumeur repousser ; elle ne dort plus, s'alimente d'une façon très irrégulière, paraît fréquemment anxieuse, ne reste pas un instant en place, parcourant en gémissant la maison dans tous les sens.

C'est alors qu'on se décide à la conduire dans le service de l'admission.

Couchée dès son arrivée au dortoir d'alitement, la malade est d'une anxiété extrême, elle jette partout des regards effrayés, pousse continuellement des gémissements ou des cris d'effroi ; elle se débat, cherche à fuir sous le coup des hallucinations multiples qui l'assiègent : elle entend des voix qui l'appellent, qui crient au secours, d'autres qui la menacent elle et les siens ; elle voit des crocodiles, des chiens, des serpents.

Il est très difficile de la maintenir au lit : les deux premiers jours continuellement, et plus tard à certains moments de suracuité des crises anxieuses, on doit mettre de chaque côté de son lit une infirmière pour la maintenir.

Idées de culpabilité et de damnation nombreuses : elle est le diable, il ne faut pas qu'on la touche, elle nous porterait malheur ; tout le monde va mourir et c'est à cause d'elle. Insomnie presque complète. Au point de vue de l'état général on note un amaigrissement considérable ; la malade quoique d'une taille un peu au-dessus de la moyenne ne pèse que 44 kilogrammes ; la langue est sale, les traits tirés et fatigués, la peau sèche, les conjonctives teintées d'un léger subictère ; il y a de la constipation.

Cet état d'agitation anxieuse persiste pendant trois jours d'une façon presque continue, nuit et jour, avec seulement de courts intervalles de repos ; mais déjà dès le surlendemain de son arrivée, la malade essaie moins de se lever, on n'est plus qu'exceptionnellement obligé de la maintenir ; elle se contente le plus souvent de s'enfouir sous ses draps, de se cramponner aux couvertures quand on veut lui découvrir le visage, ou bien elle se tient assise, explorant d'un regard effaré les quatre coins de la salle d'alitement. Elle ne sort plus maintenant du lit qu'à de rares intervalles pour obéir aux voix qui l'appellent ou lui donnent un ordre ; mais elle conserve les mêmes idées délirantes de nature mélancolique, qu'elle exprime d'un ton lamentable et gémissant : « toutes ces dames veulent me faire brûler, elles vont m'empoisonner car je suis le démon, c'est moi qui causerai tout le malheur... J'aime mieux que vous me coupiez le cou tout entier, plutôt que de me couper la figure comme vous en avez fait le geste en passant la main sur votre visage... Je n'ai jamais vu le jour... Je vous en prie, on va me brûler, eh bien, qu'on me guillotine ! »

Tous les matins elle répète pendant une dizaine de jours que c'est à midi qu'on lui coupera le cou ; elle ne reconnaît pas son mari qui vient la voir ; elle n'a pas de mari ; d'ailleurs elle n'est pas M^me G..., elle n'existe plus, elle n'est plus qu'un cadavre, qu'on ne l'approche pas, elle dégage une odeur nauséabonde ; et ce disant elle repousse le médecin, s'oppose à tout examen, puis s'accroche aux mains, aux habits quand on veut s'éloigner, mais tout cela maintenant sans quitter son lit.

Le traitement suivi consiste en bains d'une heure donnés tous les 2 ou 3 jours, le chloral le soir, extrait de quinquina et benzo-naphtol.

A partir du 23 mars la malade se montre beaucoup plus calme; c'est maintenant un état mélancolique simple, compliqué d'agitation anxieuse à de très rares intervalles seulement.

Elle reste le plus souvent immobile, muette, cachée sous ses couvertures sous lesquelles elle s'enfonce davantage quand on l'approche ; elle dort cinq à six heures par nuit, s'alimente d'une façon à peu près régulière; sa figure est un peu plus reposée ; elle cause plus volontiers et se rend partiellement compte de sa maladie : « ça va mieux, dit-elle, je voudrais bien m'en aller; oui c'était des bêtises que je disais... J'ai beaucoup de chagrin, je vous dirai cela plus tard ». Et elle se met à pleurer.

Mais cette accalmie n'est pas définitive ; de nouveau l'anxiété reparaît, la malade gémit, se lamente, s'accuse d'avoir insulté les infirmières, d'être une grande criminelle à qui on va couper la tête; de nouveau elle s'agite et cherche encore par moments à fuir de son lit, mais sans atteindre le summum d'anxiété du début, aussi n'est-on pas obligé de la maintenir, il suffit de la reconduire à son lit en lui persuadant qu'elle doit y rester pour qu'elle se recouche docilement.

L'état général reste satisfaisant; l'après-midi la malade descend au jardin où elle se tient convenablement. D'ailleurs ce n'est là qu'une recrudescence passagère d'une huitaine de jours, puis l'amélioration continue à progresser lentement, le calme renaît peu à peu malgré les hallucinations et les illusions nombreuses encore; mais qui, de nature moins pénible sont loin par cela même de provoquer les réactions intenses du début : une infirmière qu'elle appelle la concierge la regarde quelquefois mal, elle voit des choses étranges; quelquefois le monde lui paraît changé ; elle voit les figures plus grosses ou plus petites; elle entend dire qu'on va lui faire du mal. Concentrée sur elle-même elle reçoit avec assez d'indifférence la visite de son mari qu'elle reconnaît pourtant. Par moments l'alimentation est irrégulière, il faut lui présenter à plusieurs reprises les aliments, auxquels elle trouve souvent un goût de poison. Pourtant l'état général reste satisfaisant malgré une légère poussée de bronchite pendant 6 jours où la température monte le 15 avril à 38°,6. Les nuits sont ordinairement calmes, on a bien recours encore au chloral, mais pas d'une façon suivie ; la physionomie est beaucoup plus reposée, il n'y a plus trace d'agitation, les idées délirantes elles-mêmes sont notablement atténuées, la malade paraît se rendre un compte plus exact de la situation, et le 26 mai on peut la transférer à l'asile Sainte-Anne en voie de convalescence.

## Observation XVII

(recueillie dans le service de M. Magnan).

*Dégénérescence mentale. — Accès mélancolique avec hallucinations. — Illusions. — Interprétations délirantes. — Anxiété.*

L... Jeanne, âgée de 16 ans, entrée pour la première fois au service de l'admission le 25 janvier 1898, sortie guérie de son accès le 15 octobre 1898.

*Antécédents héréditaires.* — Père, âgé de 48 ans, bien portant mais fait quelques excès de boisson.

Mère, âgée de 42 ans, nerveuse, très émotive, n'a jamais eu d'attaque de nerfs.

Un oncle maternel a fait une tentative de suicide par empoisonnement.

Un frère est mort à 16 mois d'athrepsie.

Un autre frère actuellement âgé de 21 ans est bien portant au physique et au moral.

*Antécédents personnels.* — Née à terme, la malade n'aurait rien présenté de particulier dans sa première enfance ; son développement physique et intellectuel s'est fait normalement.

A six ans, fièvre typhoïde légère qui ne s'accompagna pas de délire et guérit sans complication.

Les règles, apparues à 14 ans, se sont arrêtées il y a 3 mois et n'ont pas reparu jusqu'à l'éclosion de la maladie actuelle.

Élevée chez les religieuses, Mlle L... se montre suffisamment intelligente et s'instruit facilement; mais d'un naturel très émotif, d'une sensiblerie exagérée, elle est très peureuse; elle est aussi très volontaire, d'un caractère irritable à l'excès et fantasque. Habituée du reste par ses parents à faire ce qu'elle voulait, rien ne l'amusait autant que taquiner ses camarades et ses maîtresses et elle ne se soumit que difficilement à la discipline de la pension où elle fut élevée.

Pour la première fois au mois de décembre 1897 apparaissent quelques préoccupations religieuses exagérées; celles-ci fugitives d'ailleurs disparaissent au bout de quelques jours.

Brusquement, sans cause appréciable, le 3 janvier 1898, Mlle L... en réalité bien portante, et chez qui sa mère n'a rien remarqué de particulier deux jours auparavant, prétend qu'elle est très malade, qu'elle va mourir; elle réclame à grands cris ses parents. Le lendemain apparaissent des divagations d'ordre mystique et mélancolique : « Le ciel est tout, la terre n'est rien, et la vie ici-bas ne compte pas. » Sa mère est malheureuse, elle est damnée; elle-même est morte, elle est dans son cercueil, elle entend les orgues de la chapelle qui jouent pour son enterrement.

Dans les jours qui suivent le délire persiste avec par moments des crises d'excitation et même de violence, provoquées en partie par des hallucinations pénibles, en partie par des idées confuses de persécution; elle accuse sa mère d'être une hypocrite, d'être « la cause de tout »; anxieuse, la malade erre de côté et d'autre, se cramponne aux personnes ou aux objets, pousse des cris d'effroi, le regard fixe, la pupille dilatée, manifestement hallucinée. Par intervalles elle cesse de parler, mais est capable dans ces moments-là d'écrire ce qu'on lui dit, paraît-il.

L'alimentation devient irrégulière, la nuit la malade dort mal.

Cet état ne s'améliorant pas, on se décide le 25 janvier à conduire la malade à Sainte-Anne.

Là, couchée dès son arrivée au dortoir d'alitement, elle garde, les premiers jours du moins, un mutisme presque complet, interrompu seulement par des plaintes, des cris et des gémissements.

Très anxieuse, hallucinée, elle pousse par moments des cris d'effroi que nulle prière, nulle consolation ne peut arrêter ; à chaque instant elle cherche à quitter son lit, ou s'y tient assise les jambes pendantes.

Quand on l'approche elle se détourne, oppose une résistance opiniâtre à tout examen ; si l'on insiste, l'anxiété redouble, la malade s'agite, se dérobe, cherche à fuir et gémit sur un ton monotone pendant des heures entières. Il faut pour l'obliger à garder le lit qu'une infirmière reste constamment près d'elle.

Quoique l'état général soit assez satisfaisant, la température se maintient depuis le premier jour aux environs de 38°, la peau est un peu chaude, le pouls très rapide, la langue humide mais légèrement chargée ; constipation combattue par le calomel (0gr,50). La médication constituée consiste en bromure de sodium à la dose de 4 grammes et du chloral (3 grammes en potion ou 6 grammes en lavement) donné le soir d'une façon irrégulière.

Progressivement, dans les jours qui suivent, la malade se calme légèrement ; elle garde un peu plus volontiers le lit, où d'ailleurs elle se tient le plus souvent assise comme prête à fuir à la première alerte ; mais elle répond toujours aussi difficilement aux questions, se dérobant quand on l'aborde, les sourcils froncés, le regard inquiet ; elle ne se plaît que dans la compagnie d'une autre malade qu'elle réclame à grands cris aussitôt que celle-ci s'en va et qu'elle appelle du nom de sa cousine. Il faut que cette malade reste assise au pied du lit de Jeanne L... et lui tienne la main. Aussitôt qu'elle quitte son poste, la petite malade l'appelle désespérément, elle veut se lever pour se mettre à sa recherche. Debout elle erre dans la salle, anxieuse, gémissante, s'accroche aux lits, aux personnes qui veulent la faire recoucher.

Le 3 février on lui permet de voir sa mère, elle l'accueille avec beaucoup d'effusion, mais ne consent pas davantage à lui parler, et tout en lui prodiguant des marques d'affection conserve presque toujours le même air inquiet et égaré qui lui est particulier. Cette visite n'est d'ailleurs suivie d'aucune manifestation spéciale ; la malade n'est ni plus ni moins anxieuse avant qu'après.

Bien que dans la journée les crises d'anxiété persistent par intervalles, avec toujours à ces moments la même résistance craintive, le même besoin de fuir ses hallucinations ou illusions de nature pénible, la malade cause cependant plus volontiers et explique en partie le motif de ses craintes : elle s'imagine qu'on va la tuer et elle proteste en gémissant qu'elle ne veut pas mourir ; les nuits sont ordinairement assez calmes.

A partir du 4 mars une détente manifeste et plus durable se produit. Depuis près de trois semaines déjà la malade dormait sans hypnotique ; actuellement elle reste plus volontiers dans son lit, les gémissements ne sont plus que très exceptionnels ; la malade commence à s'expliquer sur le caractère de ses troubles sensoriels ; elle raconte à sa mère qu'il lui semblait qu'on venait la regarder la nuit avec de gros yeux, qu'elle avait peur, qu'elle voyait sous son lit une salamandre. Les traits sont beaucoup moins contractés, la malade sourit de temps en temps ; l'état général continue à s'améliorer, le poids augmente rapidement.

Dès la dernière semaine d'avril L... est capable de plus d'initiative, elle descend au jardin l'après-midi, va prendre par la main une autre malade à peu près du même âge qu'elle et se promène en sa compagnie. Dans le courant du mois de mai elle s'occupe à divers travaux de broderie et sort peu à peu de son silence, néanmoins elle conserve encore vis-à-vis du médecin une attitude craintive, et c'est de préférence aux infirmières qu'elle cause.

Au commencement de juin les derniers vestiges de son délire ont disparu et on peut autoriser des sorties de quelques heures en ville, en compagnie de son père.

Mais à partir du 9 apparaît une nouvelle crise d'agitation, très légère, il est vrai, et de nature toute différente, qui paraît due à une simple exaltation cérébrale ; la malade devient légèrement turbulente, quitte encore par moments son lit (on l'a remise en effet aussitôt à l'alitement) mais par amusement cette fois, pour avoir le plaisir qu'on s'occupe d'elle ; elle bavarde avec beaucoup de liberté et même de licence dans les expressions : elle raconte qu'elle va se marier avec M. C..., qu'elle prendra une infirmière pour bonne, etc.

Malgré le traitement moral, malgré des bains quotidiens d'une heure, malgré 3 grammes de bromure de sodium donnés chaque jour, elle continue ses extravagances, répondant insolemment, taquinant le personnel et les autres malades, se mettant à la fenêtre et relevant ses jupes devant les gens qui passent.

Cet état d'exaltation persiste encore un grand mois sans délire proprement dit, puis va s'atténuant progressivement bien que la malade continue à rester assez fantasque et indisciplinée, ce qui d'ailleurs, au dire même de ses parents, est le fond essentiel de son caractère.

Enfin le 15 octobre, on peut la rendre à sa famille qui la réclame, complètement guérie de son accès de délire.

Quant au poids, après s'être maintenu pendant les trois premiers mois à $39^{kgr},500$, chiffre de l'entrée, il baisse ensuite progressivement en même temps que s'accentue la recrudescence fébrile due à une série d'abcès du cuir chevelu qu'il a fallu inciser et atteint son minimum le 4 mars (37 kilogrammes) pour remonter ensuite progressivement, atteindre et dépasser le poids initial au moment où l'on cesse l'alitement.

## Observation XVIII (résumée)

(recueillie dans le service de M. Magnan).

*Paralysie générale. — Agitation à type de mélancolie anxieuse.*

B... Jeanne, 32 ans, entrée pour la première fois le 15 octobre 1898, à l'admission de Sainte-Anne, décédée le 12 février 1899.

Les renseignements recueillis sont à peu près nuls ; tout ce que nous avons pu savoir c'est que Jeanne B... qui était une élégante autrefois très lancée, était depuis quelques mois tombée dans la médiocrité, par suite de la perte d'un protecteur sérieux; de tout temps elle avait fait des excès de boissons (liqueurs, champagne, etc.).

Le début, l'évolution de sa maladie nous ont été complètement ignorés.

Quoi qu'il en soit, dès son entrée, B... offre au premier abord l'aspect d'une mélancolique anxieuse fortement hallucinée.

Très effrayée, elle pousse constamment des cris d'effroi ; le moindre geste, la moindre tentative d'examen l'épouvantent ; elle se défend, se tourne obstinément la face contre le mur, s'enfouit sous ses draps, se cramponne désespérément aux couvertures. Elle ne garde d'ailleurs que très difficilement le lit, en proie à des hallucinations qui pour être peu précises n'en sont pas moins multiples et de nature particulièrement pénible ; à chaque instant la malade cherche à fuir, fixant son lit d'un regard effrayé, comme sous le coup d'une vision horrible : elle étend les bras en avant dans un geste de répulsion, ou s'arrache les cheveux, gémissant, pleurant, suppliant et répétant plusieurs fois de suite : « Je ne veux pas mourir ! je ne l'ai pas mérité ; c'est ma vie que je vois défiler... comme je suis punie, vous le savez, vous autres... Ma vie a commencé, elle a fini. » Il est très difficile de garder la malade au lit, il faut placer auprès d'elle une infirmière, et à certains moments même, la faire maintenir.

Malgré des bains prolongés, malgré 6 grammes de bromure de sodium, cet état persiste pendant une quinzaine de jours, avec par moments des raptus hallucinatoires effrayants où la malade bondit hors de son lit, s'arrache les cheveux, se frappe la poitrine, le visage, lutte désespérément contre les infirmières qui veulent la maintenir ; à deux reprises différentes on est obligé de lui faire une injection de 8/10 de milligramme d'hyoscine ; chaque fois suivie d'un sommeil de 4 à 6 heures ; un autre jour on a recours à l'enveloppement mouillé qui ne lui donne que quelques heures de sédation.

Mais déjà sous ces aspects hallucinatoires et anxieux percent quelques-uns des signes de la paralysie générale qui va plus tard s'accuser si nettement et entraîner la mort : même au plus fort des raptus hallucinatoires, les pupilles, contrairement à ce qu'on est accoutumé de voir dans ces cas, sont resserrées, on note à l'état de repos un grincement caractéristique des dents, il y a des spasmes dans les muscles de la face, et enfin dès le début quelques accrocs dans la parole qui plus tard deviendra extrêmement bredouillée, presque incompréhensible.

Il n'est pas jusqu'au cours des idées qui ne reflète la démence sous-jacente, on peut même noter çà et là quelques idées de satisfaction ; elle connaît une dizaine de petites femmes bien gentilles à qui elle aurait donné à chacune un bel hôtel. On aurait pu lui faire un beau caveau.

Elle proteste de son aisance d'autrefois, de la belle maison qu'elle possédait, des belles robes, des bijoux qu'elle avait ; il est curieux de voir à certains moments ces protestations s'accompagner des mêmes gémissements, de la même agitation anxieuse que les idées de nature purement mélancolique sans jamais pourtant atteindre l'intensité des raptus hallucinatoires.

C'est surtout dans le courant du mois de novembre que l'on constate nettement ce mélange démentiel et délirant ; les discours sont de plus en plus incohérents, l'embarras de la parole très net, la pupille droite plus grande ; l'agitation elle-même participe des réactions hallucinatoires et de l'automatisme entêté du paralytique : il arrive par exemple à la malade de quitter son lit sous le coup d'un trouble sensoriel manifeste, effrayée, angoissée, paraissant souffrir d'une douleur atroce, puis elle reste debout à côté, ne songeant plus à fuir, l'air hagard, le visage sans expression ou souriant béatement, avec son éternel grincement de dents.

Peu à peu, par la suite, le délire de teinte mélancolique s'atténue, la démence fait des progrès rapides ; l'agitation elle-même se calme ; ce n'est plus qu'à de rares intervalles que la malade quitte son lit, mais lentement cette fois, sans but précis, et non plus avec cette rapidité, cet effroi des premiers jours.

A noter le 30 décembre une attaque épileptiforme. Une ou

deux fois encore dans le courant de janvier, la malade semble reprise d'un réveil de ses idées mélancoliques avec l'agitation correspondante, mais ce sont là des bouffées très passagères, qui vont sombrer bientôt dans la démence généralisée; le gâtisme devient permanent ; bien que la malade qu'il avait fallu dans le premier mois alimenter à la sonde, mange maintenant de bon appétit, gloutonnement même, la dénutrition fait des progrès rapides, le poids qui était de 58 kilogrammes à l'arrivée est tombé en janvier à $44^{kgr}$,600 ; et dans le courant de février la malade meurt cachectique.

L'*autopsie* confirma pleinement le diagnostic de paralysie générale.

État opalescent de la pie-mère qui est notablement épaissie ; adhérences nombreuses, principalement au niveau des lobes frontaux, et au pourtour de la scissure de Sylvius, nombreuses érosions de la substance corticale ; atrophie des circonvolutions, aspect chagriné du 4e ventricule, dilatations des ventricules moyens.

Pas de lésion en foyer.

Les organes thoraciques et abdominaux n'offrent pas en dehors de la congestion de lésions remarquables.

Un autre malade encore que nous avons observé chez M. Magnan, dans le quartier d'alitement, nous présentait un bel exemple de cette mélancolie anxieuse. Nous ne faisons qu'en résumer très brièvement l'observation qui, fort longue, est fatigante par sa monotonie. B... était un dégénéré mélancolique chez lequel prédominaient surtout les illusions et les interprétations délirantes. Ce malade s'imaginait que dans la salle voisine ses filles dansaient avec les infirmiers. Il s'imaginait aussi dans d'autres moments que sa femme ou ses filles étaient cachées sous les édredons des lits voisins ou même couchées avec les autres malades. Il croyait encore que les tisanes devaient être préparées par lui (il est herboriste) et que si on ne le laissait pas faire, tous les malades du dortoir allaient mourir. Sous l'influence de ces illusions, de ces interprétations délirantes et de ces scrupules, sans cesse, pendant de longs mois, il voulut se lever. Constamment près de lui devait rester un gardien. Jour et nuit sauf pendant de rares moments de sommeil, il était dans l'attitude d'une personne qui se lève et pour peu que le gardien chargé de le veiller s'éloignât une seconde, il était debout. Ce malade présentait un œdème très prononcé des deux pieds et des deux jambes.

Nous pourrions multiplier les exemples de ces états mélancoliques anxieux. Nous donnerons simplement encore quelques observations de malades à mode de réaction un peu différent.

### Observation XIX

(recueillie dans le service de M. Magnan).

*Dégénérescence mentale. — Accès mélancolique avec hallucinations pénibles. — Tentatives répétées de suicide. — Appoint alcoolique.*

D... Camille, 43 ans, entré pour la première fois à l'admission de Sainte-Anne le 17 mai 1898, sorti amélioré le 17 août de la même année.

*Antécédents héréditaires.* — Père mort du diabète.

Mère s'est pendue à l'âge de 26 ans.

Un oncle maternel s'est tué d'un coup de revolver.

Un oncle paternel s'est noyé volontairement.

Grand'mère paternelle asthmatique.

Un frère alcoolique.

*Antécédents personnels.* — De tout temps, depuis son enfance D... a eu un caractère difficile. Dans toute discussion il voulait avoir raison. Si on le contrariait il s'emportait très violemment, allant même jusqu'à briser les objets qui se trouvaient autour de lui.

Pleurésie à l'âge de 22 ans.

Marié depuis 15 ans D... s'entend assez bien avec sa femme malgré ses emportements. Peu de temps après son mariage, environ trois ans, D... est devenu sombre, soupçonneux, inquiet, si bien qu'il est incapable de travailler.

Depuis plusieurs mois D... s'occupe d'un procès au sujet d'un héritage important et ces nouveaux soucis ont encore aggravé son état.

Le 16 mai, après avoir eu de l'insomnie pendant les quelques nuits précédentes, sous l'influence d'hallucinations probables, D... dit qu'on l'a empoisonnné, que sa femme « a quelque chose qu'elle doit avouer » il entre dans une grande fureur et brise différents objets mobiliers.

Mené à l'infirmerie spéciale puis de là à Sainte-Anne il est aussitôt alité.

Pendant les trois premiers jours il reste tranquille dans son lit mais ne dort pas ou seulement deux ou trois heures grâce à 3 grammes de chloral. Il est nettement halluciné, non qu'il fasse des confidences à ce sujet, mais son attitude de défiance, ses mouvements brusques de la tête en arrière, son regard parfois fixé vers un point de la salle établissent la réalité du fait. En l'interrogeant on ne peut presque rien obtenir de lui au sujet de son délire. Il reste presque toujours muet et absorbé par ses hallucinations.

Il est constipé, sa langue est saburrale. La température est normale.

Mais à partir du 20 mai, les hallucinations deviennent plus actives, l'anxiété redouble. D... affirme qu'il va être guillotiné le 24 mai. Il demande le poison le plus violent pour en finir avec la vie.

Il fait enfin une tentative de suicide ; il se lève et va se frapper violemment la tête contre la bouche de chaleur. Il n'arrive à se faire qu'une plaie contuse assez légère et qui n'aura pas de conséquence grave.

En même temps qu'apparaît cet état de plus grande anxiété la fièvre s'allume, la température oscille autour de 38°. Le pouls qui battait 80 fois à la minute lors de l'entrée bat maintenant 100 fois. L'état saburral est plus prononcé.

Cet état persiste avec la même intensité jusqu'au 1er juin. Il faut presque constamment auprès du malade un infirmier pour l'empêcher de se lever et de se livrer à de nouvelles tentatives de suicide. Parfois même, malgré la surveillance il se jette brusquement hors de son lit, se laissant tomber brutalement sur le plancher avec le ferme résolution de se faire mal et de se tuer s'il le peut.

A partir du 1er juin on note une amélioration relative. D... n'a plus des impulsions brusques au suicide. La température revient à la normale. L'état saburral persiste. On note une diminution sensible du poids. A l'entrée D... pesait 67kgr,300 et le 6 juin ne pèse plus que 64kgr,300.

L'état mental reste toujours celui d'un déprimé avec hallucinations. D... marmotte sans cesse entre ses dents des propos que l'on ne peut comprendre. On peut fixer son attention, mais quand on l'interroge il prend un air hébété et ne répond que par monosyllabes le plus souvent incompréhensibles. Très souvent encore il veut se lever sans savoir d'ailleurs exactement où il veut aller.

Sa femme vient le voir, il l'accueille avec indifférence, reste assis tranquillement auprès d'elle et ne dit presque rien.

Cet état va persister ainsi jusqu'au mois d'août avec ce caractère de dépression. Par intervalles quelques hallucinations plus vives provoquent chez le malade un peu d'agitation mais de courte durée. C'est ainsi que dans la nuit du 1er au 2 juillet il entend continuellement un ami l'appeller ; veut se lever et réagit avec un peu de violence contre les infirmiers qui le maintiennent. Quand il sort, sur la demande pressante de sa femme, le 17 août, il n'est que bien légèrement amélioré. Il ne se rend pas compte de son état, il est encore souvent absorbé par ses conceptions délirantes, il dort très peu mais il ne réagit plus et n'a plus d'impulsions au suicide.

Son état physique n'est pas non plus satisfaisant. L'état saburral persiste et l'amaigrissement continue. Le poids à la sortie est de 51 kilogrammes. L'examen somatique plusieurs fois pratiqué ne révèle aucun trouble organique autre que ceux que nous avons signalés.

## Observation XX

(recueillie dans le service de M. Magnan).

*Délire mélancolique avec illusions, hallucinations, idées de persécution. — Tentative de suicide. — Appoint alcoolique.*

R... Charles, 38 ans, instituteur, entré pour la première fois à l'admission le 3 novembre 1898, sorti guéri le 9 février 1899.

*Antécédents héréditaires.* — Père bien portant mais nerveux et irritable.

Mère bien portante.

Rien de particulier à relever parmi les autres membres de la famille.

*Antécédents personnels.* — L'enfance de R... paraît avoir été normale.

Fièvre typhoïde à l'âge de 17 ans.

Gastralgie à l'âge de 24 ans, à la suite de laquelle R... reste sombre pendant quelque temps.

R... est instituteur et fait régulièrement son métier. Il allait prochainement devenir directeur d'une école primaire à Paris.

Marié depuis 13 ans, a eu 5 enfants : 4 vivants sont bien portants et n'ont jamais eu de convulsions ; un est mort de méningite tuberculeuse.

Il y a 2 ans, R... a eu un accès de mélancolie d'une durée de quelques jours.

R... boit tous les jours un litre de vin pur à ses repas. Il ne fait pas d'autres excès alcooliques.

Le début de la maladie remonte à environ trois semaines. Notre malade croit que tout le monde le regarde de travers. Il devient sombre et triste. Il a à cette même époque l'idée de se faire franc-maçon et il est très émotionné par les interrogatoires qu'on lui fait subir.

Trois jours avant son entrée à l'asile, R... assiste à l'enterrement d'un inspecteur primaire sur lequel il comptait beaucoup pour arriver. Cet événement augmente encore son état mélancolique. Il ne dort plus, il se plaint de frissons qui le parcourent de la tête aux talons. Dans la nuit les tableaux pendus au mur de sa chambre lui paraissent remuer et il dit à sa femme : « c'est drôle, dans ce pays-ci il y a des diables. Je n'ai pas peur, je n'ai pas peur. » En outre il parle sans cesse de ses collègues, il s'imagine qu'ils lui en veulent de sa nomination prochaine. En réalité, nous dit sa femme, ses relations avec ses collègues étaient des plus amicales.

Enfin, la veille de son entrée, vers la fin du déjeuner pendant lequel la conversation avait roulé sur des sujets sans importance, R... pose brusquement sa serviette sur la table, s'en va dans sa chambre. On court après lui mais quand on arrive il est étendu sans connaissance par terre. Il s'était fait une large entaille dans la région carotidienne gauche avec un rasoir, sans atteindre toutefois les gros vaisseaux. Dans la matinée sa femme croit qu'il avait déjà eu l'idée de se jeter par la fenêtre.

On le mène à l'hôpital Lariboisière et de là à Sainte-Anne.

Alité aussitôt, il reste tranquille dans son lit. La plaie est en bon état. Pansée régulièrement jusqu'à guérison complète, elle ne présentera jamais aucun phénomène inflammatoire. La température est normale. On ne relève rien de particulier dans l'examen somatique sauf cependant une morsure à la pointe de la langue. C'est là avec la perte de connaissance consécutive à la tentative de suicide, un élement qui pourrait faire croire à une attaque épileptique. N'ayant pas d'autres renseignements, R... n'ayant jamais eu d'attaques ni de vertiges connus, nous ne pouvons cependant affirmer qu'il s'agisse là de mal comitial.

R... ne sait pas exactement où il est, mais il veut bien nous croire quand nous lui disons qu'il est à Sainte-Anne. On parle de lui de tous côtés dans la salle. On le regarde de travers.

Pendant la première nuit passée au quartier d'alitement il dort quatre heures.

Le lendemain il reste encore calme. Mais la nuit suivante il ne dort pas. Il voit ses enfants assis sur les genoux de sa femme et sans cesse il veut se lever pour aller les embrasser.

La température qui était normale à l'entrée s'élève le lendemain et oscillera pendant sept jours entre 38° et 38°,5 sans qu'on note la moindre complication du côté de la plaie du cou.

Le 6 novembre R... présente une anxiété extrême. Il dit: « Je suis criminel, je suis condamné, on va me couper la tête. Pourquoi m'appelle-t-on Esterhazy, Pranzini ? » C'est avec les plus grandes difficultés qu'on arrive à le panser. Il ne comprend pas qu'on le panse, lui un criminel, et qui plus est un criminel que l'on va exécuter tout à l'heure. Dans la soirée il veut fuir et il oppose une telle résistance aux gardiens qui le maintiennent qu'on est obligé de lui injecter sous la peau un demi-milligramme de chlorhydrate d'hyoscine. Sous l'influence de cette médication il dort de huit heures à minuit.

A son réveil, R... est toujours dans la même anxiété, causée par des illusions et des hallucinations. Un gardien placé près de son lit suffit cependant le plus souvent à le maintenir couché.

Les jours suivants jusqu'au 11 novembre, l'état reste stationnaire. On a toujours les mêmes difficultés pour lui faire son pansement qu'il essaie fréquemment d'arracher. On ne peut avoir par le raisonnement aucune action sur son délire. Ses hallucinations, ses illusions persistent. Il ne dort pas. Ses réactions sont cependant moins violentes. Il a encore par intervalles des mouvements impulsifs pour se lever mais il est plus docile et il est inutile d'avoir recours à l'hyoscine.

L'état physique reste assez bon. Le poids du malade qui était de 84 kilogrammes à l'entrée, reste le même jusqu'à la fin de l'accès mélancolique. On note simplement de la constipation combattue par des purgatifs salins et de la fièvre déjà signalée. Cette fièvre tombe le 11 novembre en même temps que les conceptions délirantes et les réactions diminuent notablement d'intensité.

A partir du 12 novembre R... est plus calme, il est encore triste, préoccupé, veut parfois se lever pour voir, dit-il, les gens qui lui parlent. Mais il consent maintenant à discuter son délire. Il n'est plus aussi convaincu de ses idées délirantes.

Le matin du 14 novembre il nous accueille avec un sourire et nous tend la main.

L'amélioration s'accentue rapidement, R... se rappelle toutes les phases de l'accès et en reconnaît le caractère morbide. C'est encore là un fait qui nous fait repousser l'idée d'épilepsie.

Il sort complètement guéri le 9 février 1899.

## Observation XXI

(recueillie dans le service de M. Magnan)

*Dégénérescence mentale avec accidents alcooliques. — Hallucinations, préoccupations hypocondriaques, excitation et menaces envers son entourage.*

L... Louis, 29 ans, marchand forain, entré pour la première fois à l'admission de Sainte-Anne le 23 octobre 1898, décédé le 30 octobre 1898.

*Antécédents héréditaires.* — Père, 59 ans, bien portant. Mère, 64 ans, asthmatique.

Tante paternelle, débile, peut-être même imbécile.

*Antécédents personnels.* — Pendant son enfance, L... a toujours été chétif et indolent. Depuis qu'il est homme, son père n'a rien ramarqué de spécial chez lui. Il faisait régulièrement son métier, mais buvait beaucoup et surtout de l'absinthe. Son père qui nous fournit ces renseignements ne peut nous en dire davantage car depuis plusieurs années déjà il ne vit plus avec lui.

L... arrive à l'admission camisolé. Délivré de ses entraves et mis au lit il reste calme toute la soirée et toute la nuit mais ne dort pas un seul instant. Il n'a pas de fièvre (37°,5). Le lendemain, quand nous arrivons près de lui il est encore calme, mais dès que nous lui parlons, il s'exclame et répète plusieurs fois : « Je suis un squelette, mais puisque je vous dis que je suis un squelette. Il y a 15 jours que je n'ai ni mangé ni bu. » Aucun raisonnement ne peut lui ôter sa conviction qu'il est un squelette. Quand nous lui disons qu'hier il a bu un litre de lait : « Non, je vous dis, il y a 15 jours que je n'ai rien pris ». Et il s'exaspère et s'agite si l'on continue à vouloir lui démontrer ses erreurs. Sa langue est sèche. On ne peut examiner son état physique complètement. Si on essaie en effet de l'ausculter, il s'irrite furieusement disant qu'on ne soigne pas un squelette.

On lui fait prendre 4 grammes de bromure de potassium, 0,75 centigrammes de chlorhydrate de quinine et 3 grammes de chloral le soir.

Mis au bain pendant une demi-heure, il faut lutter avec lui pour le maintenir dans l'eau. Il se fait dans cette lutte des contusions aux coudes. La nuit suivante, il ne dort que deux heures. Le reste du temps, il s'agite, veut s'en aller, continue à s'indigner qu'on le soigne, lui, un squelette. Les infirmiers sont obligés de se réunir pour le maintenir au lit et une véritable lutte s'engage souvent.

Le 25 octobre au matin on note une élévation de température considérable (39°,4). Les conceptions délirantes sont toujours de même nature. « Je suis dans un cercueil depuis 15 jours. Je suis le seul mort dans le dortoir et on ne s'occupe que de moi. C'est abominable ». Il s'irrite toujours de tout ce qu'on peut lui dire, ne répond à aucune question, non qu'il ne les comprenne, mais parce qu'il ne veut pas admettre qu'on s'intéresse à un mort.

Langue sèche. Constipation combattue par un lavement purgatif. Le bromure de potassium est porté à 2 grammes.

La température du soir est de 38°,8.

Les jours suivants l'état est le même. Les réactions contre les infirmiers qui veulent le maintenir au lit sont toujours aussi violentes.

Le malade boit régulièrement chaque jour trois litres de lait.

La température reste élevée ; ainsi le 26 au soir 40°,1 ; le 27, 38°,9 le matin et 40° le soir : le 28, 40°,1 le matin et 40°,1 le soir ; le 29, 38°,8 le matin.

Dans la soirée du 29 octobre, à 8 heures, l'agitation qui avait toujours été aussi intense cesse très rapidement. L... est abattu, respire bruyamment, ne dit plus rien. Sans convulsions, sans secousses il tombe peu à peu dans le coma et meurt le 30 octobre à 4 heures du matin.

Le 31 octobre, autopsie, 28 heures après la mort.

Le cadavre est dans un bon état de conservation ; on constate d'abord que c'est le corps d'un homme vigoureux, musclé.

On note sur la partie antérieure du thorax et sur d'autres parties du corps d'assez nombreuses petites ecchymoses résultant des traumatismes que s'est fait le malade dans son agitation ou qu'on a pu lui faire pour le maintenir.

L'examen de ces ecchymoses montre qu'elles sont toutes superficielles et qu'elles n'ont pas pu avoir de retentissement sur l'état de santé du malade.

Le thorax est ouvert. Les poumons vus dans la cage thoracique présentent une surface antérieure lisse, de coloration normale. Mais quand on vient pour insinuer la main entre la paroi thoracique et le poumon, on est arrêté aux sommets, de chaque côté, par des adhérences solides. Pendant cette manipulation, on sent déjà que les sommets des poumons présentent des parties dures. Enlevés de la cage thoracique les poumons nous présentent des lobes supérieurs emphysémateux en quelques points avec quelques vésicules très distendues. En d'autres points au contraire, c'est la transformation du tissu pulmonaire en un bloc qui ne respire plus, qui ne crépite plus. La coupe de cette région nous montre en certains endroits un tissu ferme, résistant, fibreux, qui paraît être la trace d'un processus de guérison. Ailleurs encore, toujours dans la moitié supérieure des deux poumons, nous trouvons de petites concrétions calcaires qui paraissent bien aussi répondre à la guérison d'une ancienne tuberculose.

Mais à côté de ces traces d'une tuberculose guérie, nous voyons aussi une tuberculose active, quelques granulations de teinte grisâtre. Il y a aussi de petits blocs caséeux. La base et toute la partie postérieure des deux poumons est très congestionnée, mais néanmoins dans toutes ces parties, le tissu pulmonaire crépite et ne présente pas de lésions apparentes.

Le cœur est à peu près normal. La seule particularité que nous y relevions est que l'endocarde a une coloration violacée.

Dans l'aorte, pas trace visible d'athérome.

Le foie pèse 1,430 grammes. La surface est lisse. En plusieurs points de sa surface on voit de petites plaques jaunâtres de forme irrégulière. Ces plaques ne sont pas seulement à la surface. La coupe de l'organe nous montre de semblables petits îlots jaunâtres irréguliers et irrégulièrement disséminés dans le foie.

La rate plutôt petite est ferme, n'a nullement l'aspect diffluent et hypertrophique d'une rate infectieuse. Elle présente à sa surface d'anciennes brides fibreuses de périsplénite la reliant au diaphragme.

Les reins (rein gauche 179 grammes, rein droit 165 grammes) se décortiquent difficilement ; la capsule enlève avec elle des fragments de l'organe.

Le cerveau nous présente une pie-mère opalescente, épaisse, sous laquelle il y a un liquide clair à la face externe des 2 hémisphères, mais surtout à la surface extérieure de l'hémisphère gauche et principalement vers la région rolandique et débordant un peu sur les régions voisines ; il y a une congestion notable des vaisseaux de la pie-mère qui sont gorgés de sang et donnent à celle-ci une coloration rouge assez intense.

La décortication de la pie-mère se fait facilement sans entamer la substance cérébrale.

La surface des ventricules n'est pas granuleuse ; tout au plus cette surface a-t-elle un aspect opalescent. Les coupes du cerveau nous montrent que la substance grise est congestionnée, que sa couleur tire sur le violet. De même, la substance blanche nous montre de nombreux points rouges correspondant à la section de vaisseaux gorgés de sang.

Dans tous ces états morbides, sur un fonds mélancolique se détachent des conceptions délirantes diverses illusions, interprétations délirantes, hallucinations, idées de possession, idées de damnation, idées de négation, etc., etc.) qui sont le plus souvent très tenaces et entraînent chez le malade une conviction nettement arrêtée. Si dans ces conditions il se produit de l'agitation par réaction, celle-ci sera à son tour remarquable par sa ténacité, par sa constance désespérante, et aussi quelquefois par sa violence lors de raptus hallucinatoires.

Il nous semble bien inutile de montrer l'opportunité du traitement au lit dans ces états. Cette opportunité est reconnue de tout le monde. Les désordres organiques divers que l'on observe dans ces états justifient assurément le traitement par le repos au lit sans que nous ayons besoin d'insister. Depuis Guislain, nombre d'auteurs ont vanté les heureux effets du repos au lit chez les mélancoliques. En 1897, M. Sérieux dans un article de la revue de psychiatrie sur « le traitement des mélancoliques par le repos au lit » a exposé très nettement les bons effets du traitement par le lit de ces malades, tant au point de vue physique qu'au point de vue mental.

Mais si l'opportunité de ce traitement par le repos au lit est indiscutable il n'est pas moins vrai que l'application, possible dans la plupart des cas, en est souvent très laborieuse. Autant il est facile de maintenir au lit les excités maniaques simples, autant il est difficile de maintenir au lit ces mélancoliques agités. Le lit auquel s'habitue si vite le maniaque reste presque toujours pour les mélancoliques agités un moyen de contrainte, contrainte salutaire il est vrai, mais moyen de contrainte quand même ; et il faut que près de ces malades, dans les phases d'anxiété prononcée, il y ait au moins un gardien à demeure près de leur lit. En outre, chez quatre de nos malades dont deux sont connus (Obs. XVIII, XIX), on a été obligé d'avoir recours à l'hyoscine, pour une fois seulement dans chaque cas.

Enfin nous citerons deux observations de malades qui n'ont pas pu être maintenus constamment au lit et qu'on a dû isoler.

### Observation XXII

(recueillie dans le service de M. Magnan.)

*Dégénérescence mentale avec hallucinations, idées mélancoliques et de persécution, craintes, frayeurs, insomnie, tendances au suicide par intervalles. Quelques excès alcooliques.*

H... Alexandre, 30 ans, gérant de café ; entré à l'admission le 26 décembre 1898.

*Antécédents héréditaires.* — Père, très alcoolique, déjà avant la naissance de notre malade.

Oncle paternel mort probablement de paralysie générale.

Cousin paternel interné à Niort (idées de persécution).

*Antécédents personnels.* — De tout temps H... s'est trouvé persécuté. Enfant, il se plaignait toujours que l'on était injuste envers lui. On le changea plusieurs fois d'école sur ses demandes réitérées. Adulte, il trouve toujours qu'on ne le traite pas avec les mêmes égards que ses collègues, qu'on cherche toutes les occasions de lui être désagréable.

Malgré cette particularité intéressante de son caractère, H... fait bien son métier, mène une vie régulière.

Il y a trois ans, alors qu'il assistait au baptême de l'enfant d'un ami, H... crut qu'on lui avait volé son porte-monnaie et différents objets et fit à cette occasion une scène très violente aux personnes présentes. Or ce vol était tout à fait imaginaire, car en rentrant chez lui H... retrouva dans sa chambre tous les objets en question.

H... n'a pas fait de maladies graves. Sa profession de gérant de café le prédispose aux grands excès alcooliques, et cependant, d'après les personnes qui vivent avec lui, il ne boit pas plus d'un litre de vin par jour, un apéritif tous les soirs et rarement un verre de liqueur ou d'eau-de-vie.

Pendant les trois mois qui ont précédé son entrée, H... paraissait plus bizarre et plus fantasque qu'à l'ordinaire aux personnes de son entourage. Il manquait de résolution, passait d'un projet à un autre. En quelques semaines il a projeté et il a rompu cinq mariages.

Cet état d'irrésolution, puis bientôt d'inquiétude va croissant, les hallucinations apparaissent et avec elles des idées de suicide, si bien qu'on envoie H... à l'infirmerie spéciale du Dépôt et de là à Sainte-Anne.

A son arrivée, H... est couché au quartier d'alitement. Il reste étendu, tranquille. Son visage exprime la tristesse, la résignation. « Je sais, dit-il, qu'on va me donner un coup de hache sur la tête. J'ai vu Deibler et ses aides ; ils sont là, derrière le mur, je les entends. » Malgré ces hallucinations terrifiantes de la vue et de l'ouïe, H... ne réagit pas. On peut momentanément le convaincre de l'inanité de ces histoires. Il consent à réfléchir et il admet alors l'impossibilité de ses hallucinations. Il en éprouve un soulagement, nous remercie de notre démonstration et cause raisonnablement de ses occupations. Mais presque aussitôt après notre départ, ses hallucinations réapparaissent et à nouveau l'inquiétude se montre sur son visage.

Pendant les deux premiers jours de son séjour à l'asile, H... reste dans cet état d'inquiétude terrible, d'attente du supplice, sans réagir, acceptant qu'on lui démontre l'inanité de son délire, quitte à revenir l'instant d'après à ses préoccupations hallucinatoires. Il ne dort pas, il n'a pas de fièvre, ne présente aucun autre symptôme de maladie. Son état physique est très satisfaisant. Il est fortement musclé. D'une taille un peu au-dessous de la moyenne, il pèse 62 kilogrammes.

Dans la journée du 28 décembre, sous l'influence d'hallucinations plus terrifiantes que les jours précédents, H... a un accès d'agitation violente. Avec la brusquerie d'un ressort qui se détend il bondit de son lit et ses poings, ses pieds, sa tête vont frapper qui se trouve là.

En présence de cet état, on est obligé d'enfermer H... dans une chambre d'isolement. Il continue à être très halluciné. Il marche, fait des gestes menaçants, tout à coup s'arrête et croise les bras comme s'il attendait un adversaire puis se précipite sur le mur. Nous l'entendons crier : « Qu'ils viennent tous les cinquante qui sont ici. Je suis prêt, qu'ils y viennent. La guillotine est là. Le bourreau... » Pendant cet accès, il est sourd à tout ce qui se passe autour de sa chambre, il ne vit que dans le monde de ses hallucinations.

Cet état de réaction contre les hallucinations va persister avec la même violence jusqu'au 11 janvier et pendant tout ce temps on est obligé de laisser le malade enfermé dans la chambre. L'agitation n'est toutefois pas continue. Par intervalles le malade reste calme, étendu sur son matelas. Dans ces moments de calme relatif, on peut parler à H... Mais il n'admet plus la démonstration de l'irréalité de ses hallucinations. Il s'écrie : « Oui, je suis un misérable, un criminel, on va me mener à l'échafaud ; vous me dites que je dois manger, mais à quoi bon puisque je dois mourir tout à l'heure » et il s'irrite si on veut lui prouver le contraire. Parfois dans sa chambre il se met à genoux, se baisse lentement, baise le plancher et se relève, puis l'instant d'après, tout à coup fronce ses sourcils, semble entendre des menaces et des calomnies et bondit furieusement. Si à ce moment l'on est dans sa chambre, il frappe et il essaie de mordre. Il pousse des rugissements et des grognements de fureur qui lui donnent un aspect effrayant. C'est pour atténuer la violence d'un de ces raptus hallucinatoires, que le 2 janvier on lui fit une injection hypodermique de 7/10 de milligrammes de chlorhydrate d'hyoscine qui le fit dormir de 9 heures à minuit. Pendant cet état aigu, H... refuse presque constamment de s'alimenter et on est obligé presque tous les jours, matin et soir, d'avoir recours à l'alimentation artificielle à l'aide du tube de Faucher. On en profite pour lui faire prendre 6 grammes de bromure de potassium.

La température qui pendant tout le cours de la maladie restera normale monte le soir du 6 janvier, à la suite d'une violente agitation, à 38°,2.

A partir du 11 janvier, les raptus hallucinatoires deviennent plus rares et l'on peut ramener le malade dans le quartier d'alitement, H... continue à ne pas vouloir manger, et presque tous les jours on doit l'alimenter à la sonde. Il croit qu'il va mourir dans une heure, qu'on va bientôt venir le chercher.

Outre ses hallucinations il a des interprétations délirantes. C'est ainsi qu'entendant un maniaque dans la salle crier : « Allo, allo », il dit aussitôt : « Vous voyez bien qu'on va me jeter à l'eau ». Un matin à la visite, il nous dit tout inquiet : « Je suis le lion, je suis l'âne ». Il ne sait ce que cela veut dire, mais on le lui a dit et il le répète. Une voix lui a dit : « Va à Rome, tuer le pape ». Il a aussi entendu son père l'appeler et lui dire de venir le rejoindre dans la tombe.

Toutes ces hallucinations et interprétations délirantes mettent H... dans un profond désarroi intellectuel. Le plus souvent, il reste triste, abattu, ou bien inquiet, désorienté, se demandant ce que veut dire tout ce qu'il entend. Parfois encore il réagit violemment, se lève brusquement, s'enfuit et une lutte s'engage entre lui et les infirmiers qui veulent le ramener à son lit.

Le 30 et le 31 janvier, à la suite de nouvelles violences on est encore obligé de l'isoler. Il se promène dans sa chambre. Ses propos reflètent la mobilité et la multiplicité de ses hallucinations. Il en résulte une certaine incohérence dont voici un exemple : « Les drapeaux de la France... Mon frère, c'était un brave garçon, je veux aller le trouver... Non, je ne suis pas un criminel, non, non », ou encore « Oui, je suis un lâche et je la veux, la guillotine, un lâche oui, un lâche non », puis il chante en paraissant attribuer aux paroles un sens mystérieux : « Si les femmes savaient s'y prendre... » et enfin s'écrie tout à coup : « Pourquoi Dieu a-t-il dit : ne tuez pas, ne tuez pas. Elle est sale, ma conscience ».

Depuis le 1^er^ février on n'a plus eu recours à l'isolement. H... n'a plus eu depuis cette époque de réactions violentes. Présentant le plus souvent une attitude résignée, humble, une attitude de martyr, il se laisse mener assez docilement. S'il se lève, il est facile de le ramener. Mais il continue à refuser presque toujours les aliments.

Son poids qui était de 62 kilogrammes à l'entrée baisse régulièrement, atteint 58 kilogrammes le 30 janvier, 51 kilogrammes le 6 mars, 46 kilogrammes le 17 avril, 44$^{kgr}$,500 le 15 mai. A partir de cette date le poids remonte progressivement pour atteindre 49 kilogrammes le 19 juin.

En même temps que la diminution du poids, on observait un mauvais état des voies digestives, langue sèche, haleine fétide, constipation, troubles dus apparemment à l'alimentation défectueuse.

Tous les jours H... se promène trois à quatre heures dans le jardin annexé au dortoir.

L'état mental reste stationnaire. Les hallucinations, les illusions, les interprétations délirantes persistent toujours, variables, mettant parfois H... dans la tristesse, l'abattement, tantôt dans un état de vive inquiétude et le poussant à se sauver, tantôt encore le mettant dans un état de désarroi, de perplexité. Aucun raisonnement n'a prise sur lui.

C'est dans cet état que se trouve actuellement H... Son état physique s'améliore notablement. Grâce à 3 grammes de chloral il dort une partie de la nuit.

## Observation XXIII

(recueillie dans le service de M. Magnan)

*Dégénerescence mentale avec hallucinations, idées mélancoliques et mystiques, craintes d'empoisonnement, insomnie, violences. Appoint alcoolique.*

P... François, valet de chambre, 30 ans, entré pour la seconde fois au service de l'admission le 30 janvier 1899.

*Antécédents héréditaires.* — Père, a toujours fait des excès de boissons alcooliques.

Mère, morte d'une maladie de cœur, n'a jamais présenté de troubles mentaux, ni de phénomènes nerveux.

Le malade est le cinquième de 8 enfants, dont l'un est mort accidentellement d'une chute de voiture. Les 4 frères et les 2 sœurs de P... sont bien portants, mais peu développés intellectuellement ; il n'y aurait à relever dans la famille ni accidents nerveux, ni vésanie.

Ces renseignements sont d'ailleurs certainement très incomplets, attendu que le frère de P... qui nous les fournit paraît ignorer le premier internement du malade.

*Antécédents personnels.* — P... n'a fait dans son enfance aucune maladie grave.

Envoyé à l'école primaire, il y a reçu avec assez de difficulté une instruction fort rudimentaire.

A 18 ans, il se fit en tombant de cheval une blessure légère à la tête, mais qui néanmoins l'étourdit un moment ; il put cependant se relever et regagner seul la maison ; cette chute, en dehors de l'étourdissement passager, ne paraît pas avoir eu de conséquences immédiates.

En 1890, à l'âge de 22 ans, P... quitte la Bretagne, son pays natal, pour venir à Paris en qualité de valet de chambre.

De tout temps, P... avait fait des excès, il buvait en Bretagne de l'alcool en abondance ; à Paris, sa boisson favorite était le vin dont il abusait largement.

En 1895, à la suite d'excès probables de boisson, P... fait un premier séjour à l'admission de Sainte-Anne, en proie à des hallucinations multiples et pénibles, avec tremblement des mains.

A ces phénomènes hallucinatoires, s'ajoute un état mélancolique avec gémissements, crainte de la mort, mélange confus d'idées mystiques et de persécution : « On va le faire mourir... il est possédé du diable. »

Transféré au bout de quelques jours à Ville-Évrard, il y séjourne deux mois et peut en sortant reprendre son métier de valet de chambre.

En 1896, P... entre comme valet de chambre chez le comte de R... Là il se fait remarquer par son caractère emporté, ses colères brusques, état mental qu'il a d'ailleurs toujours présenté, il était de plus, assez dissimulé, se tenant volontiers à l'écart, ne communiquant guère à personne ses impressions; il était peu soigneux et peu attentif dans son travail, il fallait plusieurs fois lui répéter les mêmes ordres qu'il ne semblait pas toujours comprendre, ou qu'il oubliait facilement; aussi ses maîtres le considéraient-ils comme d'un niveau intellectuel très inférieur. Il était en outre très religieux, ou du moins très pratiquant, avec des tendances marquées au mysticisme.

Le 27 janvier 1899, on remarque un changement notable dans l'attitude de P..., il reste de longs moments le regard fixe, puis se met à rire silencieusement sans motif. Depuis une quinzaine de jours d'ailleurs, il se sentait mal à l'aise, mais, selon son habitude, il gardait pour lui ses sensations, et n'en continuait pas moins à faire son ouvrage.

Dans la nuit du 27 au 28, P... ne se couche pas, on l'entend se promener dans sa chambre, rire et chanter. Au matin, il est assis dans un coin, ne répond pas aux questions, ou d'une voix incompréhensible, débite une série de discours incohérents, puis il entre subitement dans un accès de fureur maniaque intense, gesticulant avec violence, poussant des hurlements farouches, frappant à tort et à travers, brisant tout ce qui se trouve à sa portée, les yeux égarés, les sourcils froncés, la physionomie menaçante.

On parvient cependant à le conduire à l'hôpital Saint-Joseph, d'où en présence de cette excitation persistante, on l'amène camisolé, solidement entravé, dans le service de l'admission de Sainte-Anne.

P..., qui est d'une taille au-dessus de la moyenne et d'une force peu commune, fait, malgré ses liens, des efforts effrayants pour frapper les personnes qui l'approchent. Néanmoins dès son arrivée dans le service, P... est débarrassé de ses entraves et de sa camisole de force ; mais au lieu de le coucher dans le dortoir commun d'alitement, on le met par mesure de prudence dans une chambre d'isolement voisine de ce dortoir.

Ainsi livré à lui-même, P... se calme assez vite et il dort une partie de la nuit, se contentant, par intervalles, de pousser quelques gémissements.

Le lendemain, on a beaucoup de difficulté à alimenter le malade qui ne consent guère à prendre que du lait ; il paraît d'ailleurs très fortement halluciné, jette par moments des regards inquiets et défiants sur les personnes qui l'approchent, s'arrête parfois au milieu d'une phrase, prêtant l'oreille à des voix imaginaires ; par instants il se crispe, comme sous le coup d'une vive douleur, et semble rendre les personnes qui l'approchent responsables de ses souffrances : « Il faut que cela finisse ! » s'écrie-t-il en menaçant les infirmiers.

Pourtant P... conserve ordinairement une conscience partielle de la nature morbide de ses sensations : il lui faudrait, dit-il, aller à Lourdes pour se guérir ; il s'est mis autour du cou une chaînette chargée de médailles.

Le traitement institué consiste en l'administration de 8 grammes de bromure de potassium, $0^{gr},50$ de benzonaphtol et des bains tièdes prolongés, de 3 à 4 heures, quand l'état d'agitation du malade permet de le faire sans danger pour lui ou pour le personnel.

Dans les jours qui suivent, P... reste par intervalles fortement excité, gémissant, poussant des cris, grimaçant, se contorsionnant tout entier, comme en proie à des souffrances atroces. Toujours très halluciné, avec des idées mystiques nettement accusées, des interprétations délirantes, des troubles de la sensibilité générale ; il avoue du reste ses troubles sensoriels : Il est, dit-il, damné, qu'on regarde ses yeux, ce sont ceux d'un démon ; il est condamné à mort ; parmi les gardiens il en est de bons, qui sont les chrétiens, et de mauvais qui sont les démons ; il voit des chiens autour de lui ; par moments il porte la main sur diverses parties de son corps, en même temps qu'il pousse des hurlements de douleur.

Le 3 février et les jours suivants, le malade refusant systématiquement de prendre aucun médicament, on doit les lui administrer à l'aide de la sonde œsophagienne ; néanmoins P... paraît se calmer légèrement, et il reste assez tranquille dans sa chambre tantôt debout, tantôt couché sur son matelas.

Le 7 février, sans cause appréciable, notamment sans élévation thermique coïncidante, l'agitation devient à nouveau plus intense. Ce sont des bouffées de violence subite, de brusques raptus éclatant tout à coup dans les moments où le malade est le plus calme en apparence.

Dans l'après-midi du 8, au milieu d'un accès de fureur spontanée, P... lacère ses vêtements, casse les carreaux des impostes de la fenêtre qu'il cherche elle-même à briser, on doit recourir à l'injection sous-cutanée de 8/10e de milligramme de chlorhydrate d'hyoscine, aussitôt après P... s'endort jusqu'au soir à 7 heures et demie ; au réveil, il consent à prendre du lait, ce qu'il avait refusé de faire ce jour-là jusqu'à ce moment.

Le 9, nouvelle crise semblable dans l'après-midi, qui ne cesse qu'après l'injection de 8/10$^{e}$ de milligramme de chlorhydrate d'hyoscine. On doit à partir de ce jour recourir à l'alimentation par la sonde, le malade refusant, dit-il, de manger avant 3 jours; effectivement, jusqu'au 12 février, il faudra recourir au tube œsophagien. P... oppose la plus grande résistance à l'opération, s'imaginant qu'on veut lui faire du mal ; il s'arc-boute contre la porte dès qu'il voit qu'on veut pénétrer dans sa chambre ; le regard menaçant, la face contractée, n'émettant que des sons inarticulés, il lutte de son mieux contre les infirmiers qui le tiennent ; mais son attitude est d'autant moins aggressive que le personnel est plus nombreux.

Il est à remarquer que malgré cette grande agitation diurne, les nuits sont ordinairement calmes, et qu'à part les trois premiers jours du séjour à l'asile, le sommeil a toujours été presque suffisant.

Le 12, dans un moment d'accalmie, le malade avoue son internement précédent à Ville-Évrard.

Le 13 et le 14, nouveau refus d'aliments, nouvelles scènes bi-quotidiennes de cathétérisme œsophagien, toujours aussi mouvementées.

Dès lors on note une série d'alternatives de périodes d'accalmie où le malade reste tranquille dans sa chambre, s'alimente seul et suffisamment, peut l'après-midi sortir dans la cour avec les autres malades, et de périodes d'agitation avec violence.

Mais, même dans les moments où P... est tranquille, il reste cependant nettement halluciné : il entend des voix qui le traitent de franc-maçon, qui le menacent, il croit qu'on veut le faire mourir ; il se plaint, la nuit, d'avoir des étouffements, il sent comme un souffle qui lui vient sur le visage ; il souffre aussi de la tête, tantôt ce sont des douleurs superficielles, sortes de décharges électriques, de picotements, des horripilations, tantôt des douleurs profondes. D'ailleurs P... lutte autant qu'il peut contre les réactions violentes que lui inspirent les interprétations délirantes nées de ces troubles : on le voit dans la cour rechercher la solitude, se détourner des autres malades auxquels il lance des regards de méfiance et de colère, les poings serrés, la figure grimaçante de douleur et de rage : « Il est préférable, dit-il, que je reste enfermé dans ma chambre, car il me prend des envies de les étrangler. » Il est fort peu communicatif, ce n'est qu'après des interrogations plusieurs fois répétées qu'on parvient à lui faire dire ce qu'il ressent, et encore s'explique-t-il d'une façon très sommaire.

Du 28 février au 12 mars, P... traverse une nouvelle période d'excitation très intense : il rejette ses vêtements, se met tout nu dans sa chambre, déchire sa chemise, réduit ses draps et son matelas en lambeaux, brise en un mot tout ce qui lui tombe sous la main ; alors il déclame, chante des cantiques, pousse des hurlements, profère des menaces, répand ses matières sur le parquet et se souille avec ; on ne peut l'approcher qu'avec de grandes précautions, car il est d'une violence extrême envers toute personne qui veut s'introduire dans sa chambre ; le souvenir notamment des alimentations lui paraît particulièrement pénible, s'imaginant qu'on ne lui passait la sonde que pour le seul plaisir de le torturer. Cette fois cependant il s'alimente seul et consent même à prendre ses 8 grammes de bromure de potassium par jour.

Le 13 mars une détente notable se produit, P... dit se sentir un peu mieux, un peu plus tranquille, il peut reprendre ses sorties journalières dans le jardin, mais il conserve toujours et conservera longtemps encore la même attitude sombre et défiante, les mêmes gestes de colère et de violence contenues. C'est qu'en effet les troubles sensoriels persistent, ce sont des sensations d'électricité, de fourmillements, de douleurs térébrantes, ce sont aussi des hallucinations menaçantes de l'ouïe.

Le 18 avril, on peut dans la journée faire coucher le malade au dortoir d'alitement. Il s'y tient assez bien, luttant toujours contre ses réactions violentes, car il semble attribuer ses souffrances en grande partie à ceux qui l'environnent.

Le 20 avril, P... accusait de sourds maux de tête, on lui prescrit, concurremment à ses 8 grammes de bromure, 1 gramme d'antipyrine qu'on porte à 1gr,50 le 22, à 2 grammes le 24 et qu'on suspend le 27.

Les maux de tête paraissent en partie calmés. P... semble plus confiant. La physionomie est moins tendue, plus ouverte. « Quand donc aurai-je le dessus de cette affreuse maladie-là! » dit-il.

Le 30 avril on réduit le bromure à 4 grammes, et le 2 mai on le supprime définitivement. L'état du malade ne paraît pas s'aggraver : les troubles sensoriels sont moins pressants, mais P... reste toujours aussi peu communicatif, aussi réticent, s'expliquant fort mal sur ce qu'il ressent ou s'imagine ressentir, ne répondant qu'à voix basse peu intelligible et par petites phrases hachées : on peut cependant comprendre qu'il avait des hallucinations de l'ouïe, surtout des voix divines, dit-il, qui lui donnaient des avertissements.

La physionomie est plus ouverte, l'aspect un peu plus confiant, le malade commence même à s'occuper, il aide volontiers et convenablement les infirmiers à faire le ménage. Le malade fait manifestement des efforts énormes pour lutter contre ses idées délirantes et suivre les conseils qu'on lui donne. C'est dans cet état que se trouve actuellement le malade.

Son poids qui était de 84$^{kgr}$,500 à l'entrée est descendu graduellement jusqu'à 76$^{kgr}$,500 le 19 juin 1899.

A côté de ces états hallucinatoires à réactions si violentes, nous pourrions citer d'autres cas dans lesquels les malades réagissent faiblement, repoussent de leurs mains des objets ou des individus imaginaires, conversent constamment avec leurs hallucinations, etc., mais n'essayent pas de se lever. Il n'y a donc plus là qu'un état de réaction modérée. Dans ces cas heureux, les malades peuvent alors toujours bénéficier du lit et avec le plus grand avantage car dans tous ces états hallucinatoires, les troubles somatiques (troubles digestifs, affaiblissement général marqué par de l'amaigrissement, parfois mouvements fébriles) sont la règle.

En résumé donc, nous pouvons dire que dans tous les cas d'agitation par réaction le traitement par le repos au lit se montre presque toujours possible. Il se comporte souvent comme un moyen de contrainte. Très rarement enfin il est impraticable.

Mais toujours, ainsi qu'en témoignent nos quelques observations, ce traitement est indiqué alors même qu'il est un moyen de contrainte. L'état physique et l'état mental le réclament également.

Le traitement par le repos au lit devra donc toujours être essayé avec persévérance dans ces états morbides.

Dans les cas très rares où l'alitement sera impossible, on mettra le malade provisoirement dans une chambre d'isolement. S'il a des tendances à déchirer ses vêtements on l'habillera d'un maillot ample indéchirable. Contre les raptus hallucinatoires trop violents on aura recours à l'hyoscine qui donne au moins quelques heures d'un repos nécessaire.

Enfin, dans tous les cas, on n'oubliera pas que le traitement par le repos au lit n'est qu'un premier pas dans la thérapeutique des aliénés agités. Et l'on ne considérera pas l'alitement comme l'unique remède. On y adjoindra avant tout le traitement moral. Puis on ne négligera pas non plus l'hygiène, en particulier l'alimentation si souvent défectueuse, ni les moyens sédatifs représentés surtout par l'hydrothérapie judicieusement appliquée, ni enfin la matière médicale contre les mouvements fébriles, les troubles digestifs, circulatoires, vaso-moteurs, etc.

Nous avons réservé une place à part dans ce chapitre pour l'agitation dans le délire alcoolique « pur ». Nous

nous sommes déjà expliqué sur ce qne nous entendions par ce terme de délire alcoolique « pur ».

Taut récemment (avril 1899) notre maître M. Magnan faisait au Congrès de Marseille une magistrale communication sur les résultats du traitement par le repos au lit chez ces malades. Nous ne saurions mieux faire que de résumer ici cette communication dont nous avons d'ailleurs vu recueillir les éléments par notre maître pendant l'année d'internat que nous avons passée chez lui.

Le délire alcoolique est la forme mentale à laquelle convient le mieux le traitement par le repos au lit.

Les désordres intellectuels que l'on observe au cours de ces délires consistent surtout en troubles hallucinatoires de nature pénible, s'étendant à tous les sens, rappelant les préoccupations dominantes du moment, les occupations journalières avec surtout leurs accidents et leurs désagréments.

Les modes de réaction sont variables suivant la prédominance de certaines conceptions délirantes. L'alcoolique réagira, soit par un état maniaque, soit par un état mélancolique anxieux, soit enfin par la stupeur.

De ces modes de réaction, c'est l'état maniaque le plus fréquent. Mais nous ferons remarquer que cet état maniaque est bien différent de ceux que nous avons considérés dans notre chapitre des « états maniaques simples ». C'est ici un beau type d'agitation par réaction. Le malade entend des injures, des provocations, voit des voleurs, des gens armés, des animaux, entend la voix de ses parents, de ses amis qui l'appellent. Aiguillonné par ces excitations, le malade répond, injurie, se querelle, court, s'élance, devient furieux, tout autant d'actes qui provoquent chez lui une manifestation bruyante. C'est cette forme d'agitation qui prédomine habituellement dans les accès de *delirium tremens*, ou les troubles hallucinatoires d'une vivacité extrême s'associent au tremblement de tout le corps, à la trémulation générale de tout le système musculaire.

L'état mélancolique anxieux s'observe quand le malade se voit en prison, devant un tribunal, se croit accusé de crimes qu'il s'imagine avoir commis, se croit menacé de subir d'affreuses mutilations, etc. L'alcoolique devient alors sombre, inquiet, défiant, se plaint, s'effraye, cherche à fuir, et conçoit même parfois des idées de suicide ou d'homicide.

A un degré plus élevé, l'alcoolique tombe dans la stupeur. Il est épouvanté, terrorisé, atterré : il est chargé de chaînes, il est au pied de l'échafaud, il a devant lui les cadavres ensanglantés de ses enfants ; tout est en feu ; il va être englouti, etc. Nous n'avons pas à envisager ce dernier cas dans lequel, d'ailleurs, l'alitement sera facile.

Autrefois ces alcooliques, très hallucinés et très agités à leur arrivée, étaient isolés, au moins la nuit, dans une cellule. Là, constamment sous le coup de visions effrayantes, de menaces terrifiantes, ils ne dormaient pas, se tenaient debout, frappaient les parois capitonnées de leur cellule, s'agitaient, criaient, appelaient au secours, s'épuisaient en efforts stériles, s'arc-boutant contre un mur qui va tomber, contre une porte que poussent des assassins imaginaires. Il fallait, pour leur procurer quelques heures de repos, employer de très hautes doses de chloral.

Le traitement par le repos au lit a été pour ces malades une amélioration considérable.

L'expérience montre d'abord que tous peuvent rester au lit, qu'ils y sont facilement maintenus sans qu'il soit besoin de rester constamment près d'eux. Jamais on ne fut obligé d'avoir recours à des mesures spéciales comme l'isolement ou l'hyoscine. Rarement on eut besoin de leur faire prendre du chloral.

C'est la nuit que les hallucinations prennent chez les alcooliques le caractère le plus terrifiant. Rapprochant ce fait de l'alcoolisme expérimental chez le chien, qui dans la nuit, alors que tout est calme, se met à aboyer avec force comme à l'approche d'un agresseur et se calme et se tranquillise à la clarté d'une lumière, M. Magnan eut l'idée d'éclairer largement le dortoir quand les alcooliques se montraient par trop terrifiés. Le résultat a été des plus heureux. Grâce à cette vive clarté, le malade perçoit mieux tous les objets qui l'environnent. Aux hallucinations, aux illusions de toutes sortes, se substituent des excitations physiologiques normales des sens. Puis la présence des infirmiers, leurs paroles bienveillantes, achèvent de les rappeler par instants à la réalité et atténuent au moins grandement leur anxiété et leur frayeur.

Le pronostic du délire alcoolique, même fébrile, est devenu toujours favorable, grâce au traitement par le repos au lit. La mort ne s'observe plus, en dehors des cas où le délire alcoolique survient au cours de maladies organiques graves, de pneumonies, par exemple.

---

## AGITATION AUTOMATIQUE

« On qualifie d'automatiques les mouvements qui s'exécutent sans qu'on y fasse attention, sans que la volonté y participe ». (Littré et Robin.)

Le mouvement automatique le plus pur est celui d'une machine abandonnée à elle-même. Les mouvements de la machine humaine sont des mouvements automatiques purs, quand le cerveau (le mécanicien en la circonstance) n'agit sur eux en aucune façon. Ces mouvements sont alors des mouvements réflexes, des mouvements de défense, ou bien encore des mouvements d'habitude pour lesquels le cerveau n'intervient plus.

Ces mouvements de pur automatisme, totalement inconscients, où il ne semble plus y avoir aucune direction, aucun contrôle des centres supérieurs, s'observent assez nettement chez les épileptiques, immédiatement après l'ictus, chez certains paralytiques généraux à la période terminale, chez quelques déments, chez les idiots. Il semble, dans ces cas, que, soit par suite d'une inhibition momentanée de ses fonctions, soit par suite de lésions profondes, le cerveau n'existe plus.

On comprend dès lors le caractère incoercible des mouvements et de l'agitation qui peut se produire chez ces malades. Nous n'avons pas eu l'occasion d'observer de ces états d'agitation chez les idiots. Nous n'avons pas eu non plus à examiner au lit ces états d'agitation automatique, passagers mais parfois très dangereux (impulsions de toutes sortes) qui surviennent chez les épileptiques immédiatement après l'attaque. Par contre, nous avons vu quelques paralytiques généraux qui, soit à la suite d'un ictus, soit sans motif appréciable, ont présenté de l'agitation automatique parfois incoercible. Ces malades, le regard indifférent, se lèvent, se mettent tout nus, remuent sans but leurs couvertures. Ils opposent une grande résistance aux gardiens qui veulent les recoucher, sont naturellement sourds à tout raisonnement, crient, sont parfois violents. Dans deux cas, en présence d'agitation continue de ce genre, on fut obligé d'avoir recours à la chambre d'isolement et d'habiller les malades de maillots amples, indéchirables.

Dans les cas où le traitement par le repos au lit a pu être appliqué à ces malades, il est possible que le décubitus horizontal ait favorisé, comme le pensent certains auteurs (Hebold), la diminution ou la disparition de phénomènes congestifs encéphaliques.

Nous avons encore fait rentrer dans ce chapitre de l'agitation automatique les délires épileptiques. Mais les épileptiques dont le délire est parfois assez bien suivi, chez lesquels il y a des hallucinations, présentent-ils une agitation vraiment automatique, au sens où nous l'avons entendu? M. Magnan, dans ses leçons sur l'épilepsie, dit : « La perte de conscience explique le caractère impulsif des mouvements : ils répondent toujours à des hallucinations et c'est presque un phénomène réflexe que l'acte accompli par l'épileptique halluciné. Les centres supérieurs étant annihilés par l'ictus épileptique, les centres corticaux sensoriels provoquent des réactions immédiates, les opérations cérébrales ne suivant plus alors leur marche habituelle, les perceptions n'arrivant pas au centre psychique où s'exercent la réflexion, l'attention, la comparaison, le jugement, où se fait, en un mot, le contrôle, déterminent des impulsions. La réponse immédiate que provoque l'excitation sensorielle est comparable aux phénomènes réflexes si vivement accusés de la moelle d'un animal, après la section bulbaire, avec cette différence que les centres intellectuels sont seuls séparés des autres centres corticaux qui agissent sans coordination. »

Mais d'autre part, M. Féré (Les épilepsies et les épileptiques) s'exprime ainsi : « L'inconscience est un des caractères que l'on considère comme fondamentaux du délire épileptique ; mais, comme je viens de le dire à propos de l'absence, l'inconscience n'est pas un phénomène nettement déterminé. On désigne généralement par phénomènes de conscience des phénomènes qui, dans certaines conditions déterminées, accompagnent les réactions du système nerveux. Ainsi on dit que le réflexe produit par un coup sur le pied est conscient : le sujet sent, perçoit le coup, il connaît l'étendue du mouvement qui s'en est suivi. Il est impossible de savoir si dans tel cas donné, la conscience existe, fait défaut ou est incomplète ; car c'est un phénomène subjectif par excellence, que nous ne pouvons reconnaître chez d'autres par aucun signe visible, mais dont nous conjecturons la présence par induction. Aussi ne pouvons-nous jamais savoir au juste si un épileptique est conscient ou un pur automate dont les réactions sont trop rapides pour être enregistrées par le sensorium. ou si ces réactions ont pour centres d'autres éléments que les cellules des centres psychiques. Lorsqu'on nous dit qu'un épileptique est inconscient de ses actes, on veut seulement dire qu'il n'en conserve aucun souvenir quand il les a accomplis. Or, l'absence de souvenir ne prouve pas du tout que l'acte oublié a été inconscient », et plus loin : « l'absence de souvenir à la suite des équivalents psychiques de l'épilepsie, n'est pas d'ailleurs aussi constante qu'on nous l'enseigne... »

La question de savoir si le délire et l'agitation de l'épileptique sont des faits de pur automatisme est donc encore en suspens. Mais si les épileptiques délirants ne semblent pas être toujours de purs automates, de vrais inconscients, nous pouvons encore dire avec M. Féré : « L'épileptique en délire, comme l'épileptique en convulsions est au point de vue dynamique un autre individu : aussi, lorsqu'il est sorti de son paroxysme, il a perdu le souvenir de ce qui s'est passé pendant la transformation momentanée de son organisation, pendant qu'il était absolument une autre personne. »

Quoi qu'il en soit, que nous soyons en présence de vrais automates avec inconscience complète, ou que nous soyons en présence d'une autre personnalité, les épileptiques nous montrent un mode de délire et d'agitation tout à fait particuliers. Voilà pourquoi nous les avons rangés dans ce groupe. C'est à défaut d'un qualificatif plus explicite que nous avons donné à leur agitation celui d' « automatique ».

D'après ces citations de maîtres autorisés et d'après nos considérations sommaires, on peut prévoir la nature de l'agitation chez les épileptiques, son caractère parfois incoercible. En voici deux exemples :

## Observation XXIV

(recueillie dans le service de M. Magnan).

*Épilepsie. — Excitation maniaque très violente et délire consécutifs à une attaque.*

T... Victor, 35 ans, menuisier, entré pour la première fois à l'admission le 22 janvier 1899. Transféré à Villejuif le 22 février 1899.

Père et mère bien portants, ni nerveux, ni bizarres. N'ont jamais été alcooliques.

D'après les renseignements incomplets que nous avons, il n'y aurait dans la famille du malade qu'un oncle paternel ayant présenté quelques désordres cérébraux: sous une influence délirante probable, il met plusieurs vêtements semblables, trois ou quatre gilets, trois ou quatre vestes, trois ou quatre pantalons les uns par dessus les autres. En outre dans une foule de petits détails de la vie courante, il semble étrange aux personnes quivi vent avec lui.

Depuis l'âge de 14 ans, T... a des attaques d'épilepsie nettement caractérisées (cri, chute, raideur tonique, secousses cloniques généralisées, morsure de la joue ou de la langue, écume à la bouche, nul souvenir, durée de l'attaque: 2 ou 3 minutes). Les attaques reviennent très irrégulièrement soit le jour, soit la nuit. Tantôt T... est un mois sans présenter d'attaques, tantôt au contraire les attaques reviennent 2 à 3 fois par jour.

T... est assez sobre et boit au maximum un demi-litre de vin par jour.

Depuis deux ou trois ans les attaques sont plus rares; elles sont remplacées par des vertiges de très courte durée.

L'intelligence du malade s'affaiblit de jour en jour, elle perd sa vivacité d'autrefois; la mémoire baisse un peu.

T... est menuisier et travaille régulièrement. Il est marié depuis douze ans et il a eu une fille âgée de 10 ans qui n'a pas eu de convulsions mais qui est très nerveuse, très émotive.

Jamais le malade n'avait encore présenté un délire semblable à celui qui a motivé son entrée à l'asile.

Le 17 janvier 1899, T... a une attaque violente d'épilepsie à l'atelier de menuiserie où il travaille. Ramené chez lui il est couché. On le maintient difficilement au lit. Il voit des individus imaginaires dans sa chambre et s'entretient avec eux. Il essaye de prendre un couteau pour courir sur ses ennemis qu'il montre. Il ne dort pas un seul instant. Malgré cet état d'excitation sa femme le garde chez elle jusqu'au 21 janvier. Ce jour-là il s'échappe et aussitôt il est arrêté dans la rue, conduit à l'infirmerie du Dépôt et de là à Sainte-Anne.

Nous voyons le malade à son arrivée; il est solidement camisolé et ses pieds sont entravés. Malgré ces liens il faut encore plusieurs infirmiers pour le maintenir. T... fait des efforts prodigieux pour se débarrasser de ses entraves, il essaie de mordre. Il menace tous ceux qui l'approchent, fait des efforts inouïs pour se jeter sur eux. Les mots ne sortent pas assez vite de sa bouche pour dire toute sa haine et son désir de vengeance. Un mot revient sans cesse au milieu de ces menaces: « la mort, la mort. » La férocité est l'expression qui se dégage de ce visage contracté, de ces grands yeux brillants, de cette bouche asséchée par les menaces incessantes.

Il est inutile d'essayer de faire entendre à T... quelques bonnes paroles. Tout ce qu'on peut lui dire ne fait qu'exagérer son agitation.

Nous lui faisons ôter ses entraves, sa camisole. Il est couvert de contusions et de plaies contuses d'ailleurs sans gravité. Comme ainsi délié sa fureur reste la même, nous ne pouvons pas essayer de le maintenir au lit. Nous le faisons habiller d'un maillot et nous le mettons dans une chambre d'isolement garnie d'un matelas. Là, tantôt il reste étendu sur le matelas, tantôt il se promène dans la chambre et frappe le mur. Il regarde aussi quelquefois fixement un point de la chambre et se précipite sur ses hallucinations. Il crie et menace.

Il reste ainsi dans la chambre d'isolement pendant un jour et demi. Il refuse toute alimentation. Nous sommes obligé de l'alimenter matin et soir à l'aide du tube de Faucher. Nous ajoutons à son alimentation 6 grammes de bromure de potassium.

Le lendemain de son arrivée, sa température rectale atteint le soir 39°. On le couche alors dans le quartier d'observation. Il reste étendu dans son lit, tout à fait étranger au milieu dans lequel il est. Il crie souvent, menace des êtres imaginaires, gesticule mais ne se lève pas.

L'insomnie est complète. Au réveil il a encore des impulsions violentes, il se lève et se précipite avec violence. Pour éviter des accidents imminents on le remet dans la chambre d'isolement où il passera toutes ses journées jusqu'au 27 janvier. La nuit il est un peu plus calme et on le garde au quartier d'alitement.

A partir du 27 janvier on peut le garder constamment dans le dortoir, T... est un peu plus calme et n'a plus les impulsions violentes du début. Puis son agitation change de caractère. Depuis le lendemain de son entrée, T... s'était montré tout à fait étranger au milieu dans lequel il vivait, maintenant au contraire il interprète tout ce qu'il voit et tout ce qu'il entend. Il attribue à chacun des intentions malveillantes à son égard. S'il voit un infirmier passer un verre à la main, il dit : « En voilà encore un qui veut m'empoisonner. Va-t-en, charogne ». Il passe assez vite d'une idée à une autre, mais ses propos n'ont pas l'incohérence des maniaques vrais.

Il refuse toujours les aliments qu'on lui offre et quand on vient pour lui passer la sonde, ce sont des menaces terribles :

« Criminels, assassins, bandits, empoisonneurs, je vais vous tuer ». Malgré ces menaces il est très facile à alimenter ; quand on lui dit d'ouvrir la bouche, il obéit aussitôt tout en injuriant.

Jusque vers le 11 février, l'état de T... reste à peu près stationnaire. Il a toujours des idées d'empoisonnement. Il se voit entouré d'ennemis. Il interprète tout d'une façon fausse et toujours malveillante. Si on lui dit : Voulez-vous boire une gorgée de lait ; il répond : « Oui, vous m'égorgez, vous m'ouvrez le ventre », puis il continue d'une façon un peu incohérente : « Je vois bien comme je marche, quand le bateau vient là en dessous, si j'avais un couteau, je vous tuerais ».

La température a oscillé depuis le début entre 37°,5 et 38°,5. A partir du 11 février elle revient à la normale. En même temps l'état du malade s'améliore rapidement. Il est maintenant calme et s'alimente seul. A son excitation intense succède une obnubilation assez prononcée et de la somnolence.

Peu à peu, il revient à lui. Le 14, il peut lire un journal, il reste tout à fait tranquille et se montre indifférent à tout ce qui se passe dans le service.

Il n'a pas une amnésie complète de son accès. Il ne se rappelle pas du tout les injures qu'il adressait, il ne se rappelle pas non plus être passé par l'infirmerie du Dépôt, ni avoir été mis dans une chambre d'isolement.

Mais il est très affirmatif pour dire qu'il se croyait dans une nacelle, qu'il s'imaginait qu'on lui avait enlevé sa peau et qu'un individu s'en était revêtu.

Le 22 février, le malade convalescent de son accès de délire est transféré à Villejuif.

## Observation XXV

(recueillie dans le service de M. Magnan).

*Excitation maniaque chez une hystéro-épileptique.*

D... Marguerite, 33 ans, blanchisseuse, entrée pour la troisième fois à l'asile Sainte-Anne le 7 février 1898, transférée le 15 mars à la Salpêtrière.

*Antécédents héréditaires.* — La mère nie tout antécédent héréditaire.

*Antécédents personnels.* — Née à terme, elle a parlé et marché de très bonne heure. Réglée à 16 ans, régulièrement, mariée à 21 ans.

Elle s'était toujours montrée douce et affectueuse envers les autres enfants et envers ses parents. Elle n'allait qu'à contre-cœur à l'école, préférant les travaux grossiers du ménage, et elle n'a reçu qu'avec difficulté une instruction fort élémentaire.

Elle n'aurait jamais eu ni crises ni vertiges jusqu'à l'âge de 22 ans, où à la suite d'une frayeur causée par son mari (il avait menacé de la tuer) elle eut sa première crise ; elle était à ce moment enceinte de 5 mois.

Dès lors les crises deviennent de plus en plus fréquentes, surtout au moment des époques et à l'occasion de contrariétés. Le plus souvent ces crises sont nocturnes et rappellent le tableau de celles de l'épilepsie. Dans la journée, elle a également des crises mais hystériformes ; il lui arrive de tomber subitement sans connaissance, ou de pousser des cris accompagnés de contorsions et parfois d'actes de violence.

Au dire de la mère, le caractère de Mme D... se serait modifié depuis qu'elle est en proie à ces attaques ; parfois elle conserve le souvenir de ses violences et les regrette.

Conduite à l'asile de Villejuif il y a 8 ans, Mme D... y reste 4 ans, puis sort pendant 10 jours chez elle ; mais elle est délirante et violente, on doit la réintégrer à Villejuif, d'où elle n'est sortie que pour entrer à l'admission.

Le fils de Mme D..., âgé de 11 ans, est très nerveux et sujet à des colères subites.

Le père de cet enfant est d'ailleurs, au dire de la mère de Mme D..., paresseux et ivrogne.

Au moment de son arrivée Mme D... se montre violemment agitée, aussi la couche-t-on au quartier d'alitement. Là elle ne cesse de déclamer, prononce des discours sans suite, commence des histoires qu'elle ne finit pas, accuse tout le monde de lui avoir volé différents objets (peignes, savons, épingles à cheveux, timbres, etc.). Elle fait des erreurs de lieux et de personnalités: elle confond les personnes qui la soignent avec celles qu'elle a connues à Villejuif, leur reproche des faits qui se rapportent à son séjour dans ce précédent asile. Elle débite toutes ces récriminations d'une voix aiguë et d'un ton souvent menaçant. Par moments, elle quitte subitement son lit, se prosterne à terre, baise le parquet, ou se jette sur le personnel qu'elle insulte et cherche à frapper violemment.

Le 8 février, on lui prescrit un bain de 4 heures, on lui fait prendre 8 grammes de bromure de potassium, et le soir on pratique une injection hypodermique de 8/10 de milligramme d'hyoscine. Le sommeil survient une demi-heure après l'injection et elle dort de 9 heures 30 à 3 heures 30, puis recommence à déclamer et à avoir par moments des impulsions violentes.

Le 9 février, bain de 4 heures, même dose de bromure et injection de 5/10 de milligramme de chlorhydrate d'hyoscine : le sommeil survient cette fois un peu plus tard (1 heure et demie après l'injection) ; elle dort de 10 heures 30 à 5 heures. Elle se montre dans la journée un peu plus calme ; notamment pendant toute la durée de son bain elle est fort douce ; le reste du temps elle se contente de chanter et de raconter des séries d'histoires sans suite, entrecoupées de mots grossiers et d'insultes.

Le 10, même thérapeutique. On diminue cependant de 1/10 de milligramme la dose de chlorhydrate d'hyoscine ; la malade s'était montrée très agitée et très violente au moment de la piqûre ; l'agitation persiste encore après, violente ; puis à 9 heures 30 (3 quarts d'heure après) elle s'endort et ne se réveille qu'à 5 heures du matin.

Le 11, même situation, les violences sont cependant moins fréquentes ; 5/10 de milligramme de chlorhydrate d'hyoscine, sommeil une heure après, durant 6 heures.

Le 12, même traitement avec également 5/10 de milligramme

d'hyoscine ; on peut déjà noter une amélioration notable dans l'état de la malade ; les colères sont moins fréquentes, les impulsions moins nombreuses et moins violentes, éclatant seulement quand on l'approche, soit pour la changer de linge, soit pour prendre sa température. Elle garde très volontiers le lit, ne faisant plus que bien rarement des tentatives pour en sortir, et retournant d'ailleurs spontanément se recoucher.

Le 13, même traitement avec encore 5/10 de milligramme de chlorhydrate d'hyoscine ; agitée et quelque peu violente au moment de l'injection elle s'endort pour 7 heures, une demi-heure après. Bain de 5 heures.

Le 14 et le 15, même thérapeutique, sommeil variant toujours de 6 à 7 heures par nuit ; puis même état d'excitation, mais avec presque disparition totale des impulsions violentes : elle se contente de se plaindre d'un tas de vexations imaginaires, tantôt déclamant, tantôt chantant, avec emploi fréquent de mots fort crus, continuant à reprocher au personnel des faits passés à l'asile de Villejuif, faits que d'ailleurs elle interprète à sa façon : « Il y a longtemps qu'on me fait souffrir dans cette maison, vous m'avez enfermé pendant 4 ans dans une cellule avec de la paille, vous m'avez fait couler de l'eau sur la tête, etc. ».

Le 15, elle a eu cependant encore un moment de violence impulsive, s'étant jetée sur une malade qu'elle a très légèrement mordue à la main ; mais cet acte de violence s'explique en partie par ce fait que la malade en question est une hallucinée persécutée qui répond fréquemment par des insultes à ces voix persécutrices ; M^me^ D... s'est crue visée par une de ces insultes.

Le 16, on supprime l'hyoscine et la malade se montrant beaucoup plus calme, on l'autorise sur sa demande à coucher seule dans une chambre voisine du dortoir.

Le 17 et les jours suivants, la malade n'est pour ainsi dire plus reconnaissable ; elle s'occupe au ménage, se laisse très volontiers diriger ; elle débite bien encore quelques discours sans suite, mais elle est cependant beaucoup plus présente et se rend mieux compte de la situation ; elle est surtout beaucoup plus douce :

« Pourquoi ferai-je du mal à ceux qui ne m'en font pas, dit-elle. »

Dès lors, l'amélioration se fait rapidement. Mme D... s'occupe, se montre très douce, très affectueuse envers tout le monde, plutôt trop : car il ne tarde pas à percer dans ses paroles et dans ses gestes (serrements de mains, pressions de bras, etc.) des tendances érotiques. Elle est notamment assez libre dans son langage, appelant le médecin « mon petit », le tutoyant parfois ; elle raconte des épisodes de sa vie passée de blanchisseuse, fait valoir ses talents de bonne repasseuse, demande à retourner reprendre son ancien métier.

Le 24 février, elle n'a plus que 5 grammes de bromure de potassium et raconte alors qu'elle ne sait aucunement ce qui s'est passé pendant les premiers temps de son séjour ici ; son souvenir ne remonte pas au delà d'il y a 8 jours, c'est-à-dire au delà du 16 février. Elle se croyait toujours à Villejuif, dit-elle, elle ignore complètement depuis combien de temps elle est ici et comment elle y est venue ; elle ne peut dire si auparavant elle a eu quelques jours avant son départ de Villejuif des attaques épileptiques ; elle n'a aucun souvenir de ses violences passées ni des piqûres d'hyoscine qu'on lui fit. Elle a été obligée de demander à plusieurs personnes où elle se trouvait avant d'être convaincue qu'elle était à Sainte-Anne et non à Villejuif.

Elle raconte qu'un jour, il y a 12 ans, sortant d'un lavoir où elle avait travaillé toute la journée, elle fut effrayée par un garçon boucher qu'elle voit tomber en criant pour faire peur à un de ses amis et se relever aussitôt couvert de sang ; à cette vue, Mme D... tombe sans connaissance et est prise d'attaques convulsives.

Mariée à quelque temps de là, elle a, étant enceinte de 5 mois, une nouvelle frayeur (son mari menaçait de la tuer) et une nouvelle crise convulsive. Dès lors ses crises deviennent de plus en plus fréquentes, surtout au moment des règles, à la moindre contrariété, ou au contraire à la suite de grandes joies. Dans ces attaques, elle sent d'abord une boule à l'estomac, dit « je crois que je vais encore tomber », puis perd connaissance, tombe à terre et a des attaques convulsives ; elle se mord quelquefois la langue ou les joues. Au sortir de ces attaques, elle en a perdu le souvenir, est hébétée et conserve pendant quelque temps un tremblement général ; les crises sont surtout diurnes, la nuit elles sont plus rares. Elle serait restée 5 ou 6 mois à Villejuif sans en avoir.

Tous ces faits sont reconnus exacts par la mère de la malade.

L'amélioration va continuant les jours suivants ; Mme D... s'occupe à de petits travaux de couture ou au ménage ; mais elle conserve toujours une grande liberté de langage, avec gestes provocateurs.

Le 28, apparition à la fesse gauche d'un furoncle anthracoïde ouvert le lendemain et guéri en 4 ou 5 jours. État mental toujours relativement satisfaisant.

12 *mars*. — Jusqu'à ce jour l'amélioration avait persisté, la malade présentait bien toujours quelques tendances érotiques manifestées surtout par des serrements de main et des mots à double entente. Mais somme toute malgré un très léger degré d'exaltation cérébrale, elle était dans une situation mentale très satisfaisante, demandant à retourner chez elle reprendre son ancien métier de blanchisseuse.

Le soir deux attaques épileptiques de courte durée et légères : Mme D... a senti, dit-elle, un étourdissement, une sorte de vertige, elle s'est assise sur une chaise et a perdu connaissance. Aussitôt elle est tombée et a eu des attaques convulsives généralisées avec écume aux lèvres ; le tout a duré deux à trois minutes ; consécutivement, automatisme pendant 5 minutes environ ; elle se déshabille, cherche partout dans sa chambre et jusque dans son lit. Revenue à elle, elle a souvenir de s'être sentie étourdie, mais elle a oublié tout le reste.

D'ailleurs pas de modification appréciable du caractère par la suite. On apprend que depuis 4 ou 5 jours elle ne prenait plus son bromure.

Le lendemain 13, une nouvelle attaque dont 20 minutes après

la malade ne conserve plus trace. Elle consent à se remettre au bromure de potassium (5 grammes).

Le 15 mars on l'envoie à la Salpêtrière. Depuis le 13 elle n'avait plus eu de nouvelles attaques, son caractère ne s'était pas sensiblement modifié, et somme toute son état mental assez satisfaisant ne rappelait en rien celui de son entrée.

Les observations de ce genre sont assez rares. En un an chez M. Magnan nous n'avons vu que ces deux cas d'agitation extrême.

Le traitement par le repos au lit pourra-t-il donc être appliqué chez les épileptiques délirants ?

La possibilité de ce traitement dépendra de l'intensité de l'agitation. Quand l'agitation sera violente, il sera inutile de vouloir insister, de vouloir maintenir quand même ces malades au lit : ce serait aller au-devant des accidents. Il faudra sans hésiter pratiquer l'isolement. Dans les cas où l'agitation sera modérée, où les réactions et les impulsions ne seront pas un danger imminent, le traitement par le repos au lit sera institué avec avantage. On atténuera ainsi les phénomènes d'épuisement consécutifs à ces délires. Des troubles somatiques, état saburral, fièvre, etc., seront encore parfois des indications du traitement par le repos au lit.

Enfin, la surveillance du malade couché, beaucoup plus facile que celle du malade debout, permettra d'éviter des accidents préjudiciables au malade ou à ses voisins. Il est évident que l'on ajoutera à ce traitement le bromure à hautes doses.

---

## CONCLUSIONS

Dans cette étude nous avons essayé de résoudre les points suivants :

1° Le traitement des aliénés agités par le repos au lit est-il possible ?

2° Ce traitement est-il indiqué ?

3° Son application améliore-t-elle le pronostic ?

4° Enfin le traitement par le repos au lit doit-il supplanter tous les autres traitements ?

Voici maintenant nos conclusions sur chacun de ces points :

1° D'une façon générale l'alitement des aliénés agités est possible.

Par l'analyse des différents états d'agitation nous arrivons à des conclusions plus précises qui sont les suivantes :

*a*) Dans les états maniaques simples (sans délire ni hallucinations ou simplement à titre épisodique et tout à fait secondaire) le traitement par le repos au lit est toujours possible.

*b*) Dans les états d'agitation par réaction contre les conceptions délirantes les plus diverses, la possibilité du traitement est subordonnée à la nature des représentations morbides et au mode de réaction propre à chaque individu.

Possible dans la plupart des cas, le traitement se comporte dans certains états (mélancolie anxieuse et états morbides où prédominent des hallucinations impératives ou terrifiantes) comme un moyen de contrainte nécessitant une surveillance constante. Dans les cas de réactions particulièrement intenses le traitement par le repos au lit sera impossible.

Chez tous les alcooliques délirants agités, le traitement par le repos au lit est possible.

*c*) Dans les états d'agitation automatique (voir ce que nous avons entendu par ce terme) rares d'ailleurs, le caractère incoërsible de l'agitation rendra souvent l'alitement impossible.

*d*) Dans les cas où l'alitement sera impossible, on aura recours soit à l'injection hypodermique de chlorhydrate d'hyoscine (1/2 à 1 milligramme) soit à la chambre d'isolement.

Ces conclusions sur la possibilité de l'alitement sont évidemment subordonnées aux conditions de nos observations (organisation du service, personnel, service de veille, etc.).

2° Chez tous les aliénés agités le traitement par le repos au lit est indiqué aussi bien par l'état physique que par l'état mental. Alors même qu'il est un moyen de contrainte, ses avantages l'emportent de beaucoup sur ses inconvénients.

La constipation, les habitudes de masturbation qu'on

a signalées comme contre-indications du traitement méritent à peine d'être relevées.

L'anémie due au séjour au lit a été justement incriminée. Cet inconvénient du traitement est supprimé par le lever et la promenade des malades pendant deux à trois heures l'après-midi.

3° Il est difficile de dire quelle est l'influence du traitement sur le pronostic. Le pronostic dépend en effet d'abord de la maladie même, au cours de laquelle se produit l'agitation. Puis dans nombre de cas, en l'état actuel de la médecine mentale, nous ne savons comment évoluera la maladie.

Mais cependant nous pouvons affirmer, grâce au traitement par le repos au lit : la diminution d'intensité des accès maniaques, la diminution de l'anxiété des mélancoliques, la moins grande fréquence des phénomènes d'épuisement consécutifs aux états aigus d'aliénation mentale.

Chez les alcooliques, la terminaison fatale, si fréquente autrefois, ne se voit plus, sauf naturellement dans les cas où le délire alcoolique survient au cours de maladies organiques, de pneumonies par exemple.

4° Assurément le traitement par le repos au lit ne sera pas l'unique traitement des aliénés agités. Chaque état morbide fournit des indications spéciales qui continueront à être remplies. En outre on ne négligera pas des adjuvants précieux comme le traitement moral, les sédatifs (bains prolongés, bromures), les hypnotiques (chloral, sulfonal, trional) dans les cas d'insomnie rebelle. On surveillera avec soin l'hygiène des malades. Les troubles digestifs, circulatoires, etc., seront combattus par la médication appropriée.

En résumé, presque toujours possible, toujours nécessaire, le traitement par le repos au lit nous paraît devoir être désormais la base de la thérapeutique des aliénés agités.

# BIBLIOGRAPHIE

ALTER. — Rapports annuels de l'asile provincial d'aliénés à Leubus en Silésie, 1888-1892.

BARTELS. — Rapports sur l'asile de Johannisberg près Kaiserwerth. Années 1884-1890.

BECHTEREW. — Traitement des aliénés par le repos au lit. *Neurologisches Centralblatt,* 1er juin 1897, p. 522.

BELLE et LEMOINE. — Traitement de la lypémanie anxieuse. *Annales médico-psychologiques,* 1888.

BERNSTEIN. — Rôle du séjour au lit dans le traitement des aliénés. *Annales médico-psychologiques,* 1897, janvier, p. 55.

BLIN. — Traitement des états maniaques. Traité de thérapeutique appliquée d'Alb. Robin.

BROSIUS. — Irrenfreund, 1862, n° 6.

— Le traitement des aliénés. *All. Zeitsch. für Psych.,* XXII, p. 438, 1865.

— L'asile Bendorf et Sayn près Coblentz, 1875.

— Sur le traitement au lit des aliénés. *Allg. Zeits. für Psych.,* 48, 1891.

CAMPBELL. — Rest in bed. *The Lancet,* 2 avril 1879 et mars 1883.

CHASLIN. — Traitement du délire hallucinatoire. Traité de thérapeutique appliquée d'Alb. Robin.

CLOUSTON et J. BATTY TUKE. — Repos et exercice dans le traitement des maladies mentales. *The Journal of mental science*, octobre 1898.

Cololian. — Étude séméiologique de l'agitation. *Annales médico-psychologiques*, 1898.

Cullerre. — Traité pratique des maladies mentales, 1890.

Falret (J.-P.). — Des maladies mentales et des asiles d'aliénés. Paris, 1864.

Féré. — Les épilepsies et les épileptiques.

Flechsig. — La clinique des aliénés de l'Université de Leipzig et son activité de 1882 à 1886. Leipzig, 1888.

Flersheim. — Traitement au lit dans la manie. *Thèse*, Göttingen, 1881.

Fürstner. — Sur le traitement des alcooliques. *Allg. Zeitsch. für Psych.*, t. XXXIV, p. 184, 1878.

Geheve (W.). — Relation d'un voyage à travers les asiles d'aliénés d'Allemagne et de Suisse. *Allg. Zeitsch. für Psych.*, t. XXVIII, p. 78, 1872.

Gowséieff. — Traitement des aliénés par le séjour au lit. *Revue russe de psych. et de neurol.*, 1896.

Griesinger (W.). — Traité des maladies mentales. Traduction française par Doumic. Paris, 1865.

Gudden (Von). — Sur l'organisation des stations de surveillance. *Allg. Zeitsch. für Psych.*, t. XLII, p. 454, 1885.

Guislain. — Les phrénopathies. Leçons sur les maladies mentales, t. III. Gand, 1852.

Hack Tuke. — « Rest in bed ». *Dictionnaire anglais de médecine psychologique*, II, p. 1314.

Hagen. — Rapport médical de l'asile de la circonscription de Irsee. *Allg. Zeitsch. für Psych.*, X, p. 60 à 64, 1853.

Hebold. — Traitement au lit et cellules. *Allg. Zeitsch. für Psych.*, t. XLVII, p. 686, 1890.

— *Société psychiatrique de Berlin*, décembre 1890.

Heilbronner (Karl). — Traitement par le séjour au lit et par l'isolement cellulaire. *Allg. Zeitsch. für Psych.*, t. LIII, p. 717, 1896.

HERGT. — Quelques détails sur le traitement des psychoses. *Allg. Zeitsch. für Psych.*, t. XXXIII, p. 803, 1877.

HOPPE. — Traitement des aliénés sans cellules et sans narcotiques, 1897.

HURD. — Traitement des aliénés. *Alienist and Neurologist*, 1883.

JENSEN. — Rapports sur l'asile provincial d'aliénés d'Allenberg, 1879 à 1882.

JOFFROY. — Rapport sur le service de la clinique des maladies mentales, 1897.

JOURNAIN. — Sur le traitement des aliénés par le séjour au lit. *Wratch*, 12 septembre 1896.

KELP. — Traitement des aliénés à Brême. *Allg. Zeitsch. für Psych.*, t. XXXV, p. 579, 1879.

KÉRAVAL (P.). — Le traitement de l'aliénation mentale par le repos au lit. *Progrès médical*, 18 juin 1898.

KLINKE (Otto). — Contribution à l'étude du traitement sans contrainte et du séjour au lit des aliénés. *Allg. Zeitsch. für Psychiâtrie*, t. XLIX.

KRAYATCH (J.). — Rapport sur l'organisation matérielle d'un asile d'aliénés moderne. *Jahrbücher für Psych.*, t. XIII, 1895.

KRŒPELIN. — Quartier d'observation de la clinique psychiatrique de Heidelberg. *Allg. Zeitsch. für Psych.*, LI, p. 1.

LACOMBE. — Contribution à l'étude du traitement des aliénés par le traitement au lit. *Thèse*, Paris, 1898.

LALANNE. — L'hyoscine. *Revue médicale de l'Est*, 1898.

LIEWTSCHATKIN. — Du séjour au lit des aliénés comme moyen thérapeutique adjuvant. *Revue russe de psychiatrie et de neurologie*, 1896, n° 2.

MAGNAN. — Leçons cliniques sur l'épilepsie, 1882.

— Rapport sur le service de l'admission, 1897.

— Alitement (traitement par le repos au lit) dans les formes aiguës et subaiguës de l'alcoolisme. *X<sup>e</sup> Congrès des médecins aliénistes et neurologistes de France*, tenu à Marseille du 4 au 8 avril 1899.

MAGNAN et PÉCHARMAN. — Notions de pathologie et de thérapeutique générales sur les maladies mentales.

— — Traitement de la folie intermittente. (Traitement des maladies mentales dans le traité de thérapeutique appliquée de A. Robin. — Paris, 1898).

MANHEIMER (M.). — Le traitement des aliénés au lit. *Tribune médicale,* 14 septembre 1898.

MARIE (A.). — Rapport, 1897.

MENDEL. — La manie, 1881.

MEYER (Ludwig). — Le no-restraint et la psychiâtrie allemande. *Allg. Zeitsch. für Psych.,* XX, p. 542, 1860.

— Le traitement des états d'excitation et de dépression psychiques. *Therapeutische Monatshefte,* mai 1887, n° 5.

— L'asile d'aliénés de Göttingen, 1891.

— Le repos et l'exercice dans le traitement des maladies nerveuses et mentales. *The Journal of mental Science,* octobre 1895.

MOLINIÉ. — Traitement du delirium tremens subaigu par les bains froids. *Thèse,* Paris, 1899.

NEISSER (Clemens). — Le traitement au lit des aliénés. *Berlin. klin. Wochenschrift,* 22 septembre 1890, n° 38.

— Repos au lit dans l'épilepsie. *Therapeutische Monatshefte,* mars 1893.

— Encore le traitement au lit des aliénés. *Allg. Zeitsch. für Psych.,* L, p. 3 et 4.

PAETZ (Alb.). — Rapports de l'asile d'aliénés provincial, domaine seigneurial d'Alt-Scherbnitz, 1880.

— Organisation des stations de surveillance. *Allg. Zeitsch. für Psych.,* XLIV, p. 424.

— La colonisation des aliénés. Berlin, 1893.

— *LX^e Congrès des naturalistes et médecins allemands.*

RABOW. — Traitement des états d'excitation psychique. *Berlin. klin. Wochenschrift*, 1876, n° 23.

RÉGIS. — Manuel pratique des maladies mentales, 1892.

RITTI. — Traitement de la mélancolie. Traité de thérapeutique appliquée d'Alb. Robin.

ROLLER. — La maison de santé de Johannisberg, 1883.

SCHOLZ. — Ce qui est le plus urgent dans le traitement des aliénés. *Allg. Zeitschr. für Psych.*, L, p. 690.

SCHÜLE (A.). — Traité clinique des maladies mentales. Traduction française de J. Dagonet et G. Duhamel. Paris, 1888.

SÉRIEUX (P.). — L'assistance des alcooliques en Suisse, en Allemagne, en Autriche, 1894.

— Le traitement des mélancoliques par le repos au lit. *Revue de psychiatrie*, août 1897.

— Notice historique sur le développement de l'assistance des aliénés en Allemagne. *Archives de neurologie*, novembre 1895.

SIOLI et KRŒPELIN. — Sur les quartiers de surveillance continue. *Allg. Zeitsch. für Psych.*, LI, p. 231, 1893.

— — *XXVe Congrès de la Société psychiatrique de l'Allemagne du Sud-Ouest*, 12 novembre 1893.

SNELL. — Le traitement des aliénés. *Allg. Zeitsch. für Psych.*, XXIX, p. 108, 1871.

TIMOFÉIEF. — Traitement des aliénés par le repos au lit. *Arch. de psychiatrie* (en russe), XIX, n° 3, p. 117, 1892.

— Contribution au traitement des aliénés par le repos au lit. *Revue russe de psychiatrie et de neurologie*, 1896, n° 1, p. 5.

TOULOUSE. — Rapport, 1897.

TRAPEZNIKOFF. — Du repos au lit dans la clinique des maladies mentales (Division des hommes). *Wratch*, n° 33, 1897.

VALLON et MARIE. — Les aliénés en Russie, 1899.

WATTENBERG. — Devons-nous isoler? *Allg. Zeitsch. für Psych.*, LII-V, 1825-1895.

WEIR MITCHELL. — Du traitement des affections nerveuses par le repos, 1875.

— De la neurasthénie, 1888.

WILLE. — Rapport sur l'asile d'aliénés de Bâle, 1879, p. 27.

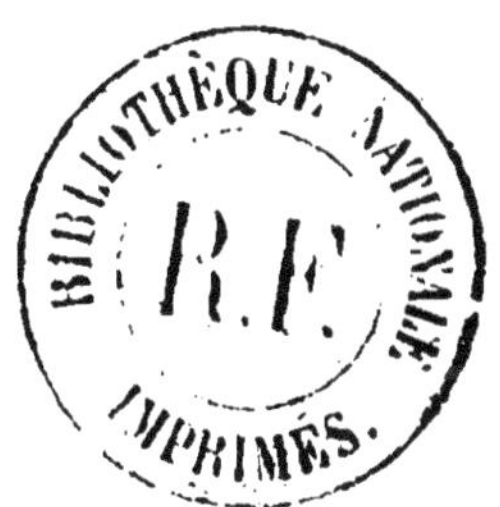


CHARTRES. — IMPRIMERIE DURAND, RUE FULBERT.

CHARTRES. — IMPRIMERIE DURAND, RUE FULBERT.

www.ingramcontent.com/pod-product-compliance
Ingram Content Group UK Ltd.
Pitfield, Milton Keynes, MK11 3LW, UK
UKHW020331230726
13925UKWH00002B/744

9 782014 070422